After-Work Yoga

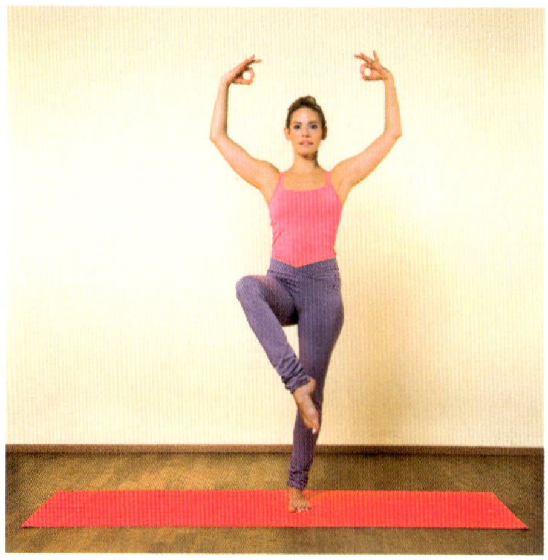

»Tue deinem Körper etwas
Gutes, damit deine Seele
Lust hat, darin zu wohnen.«

Teresa von Ávila

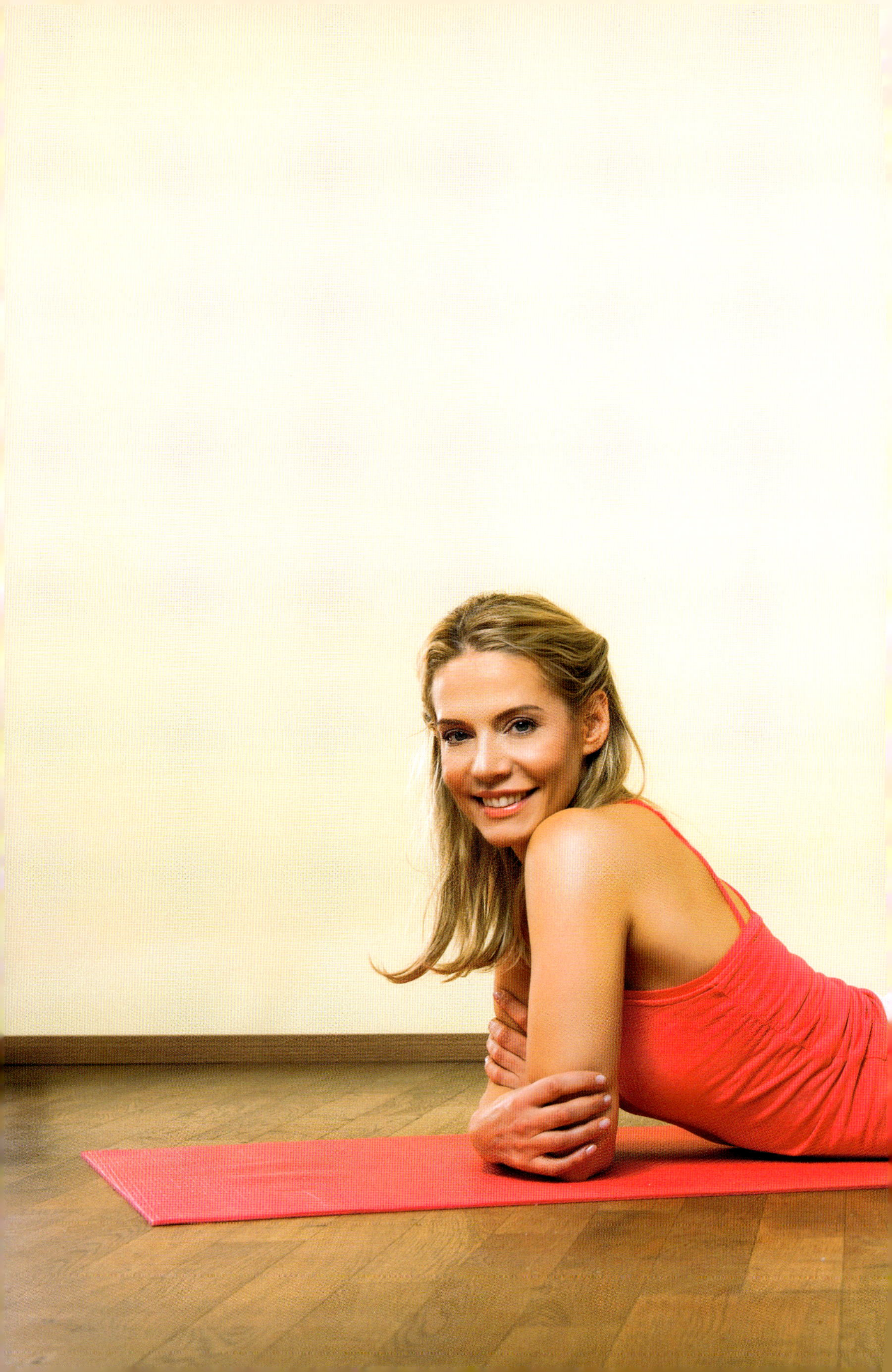

Kathrin Thierfelder

After-Work Yoga

Kurze Programme mit großer Wirkung

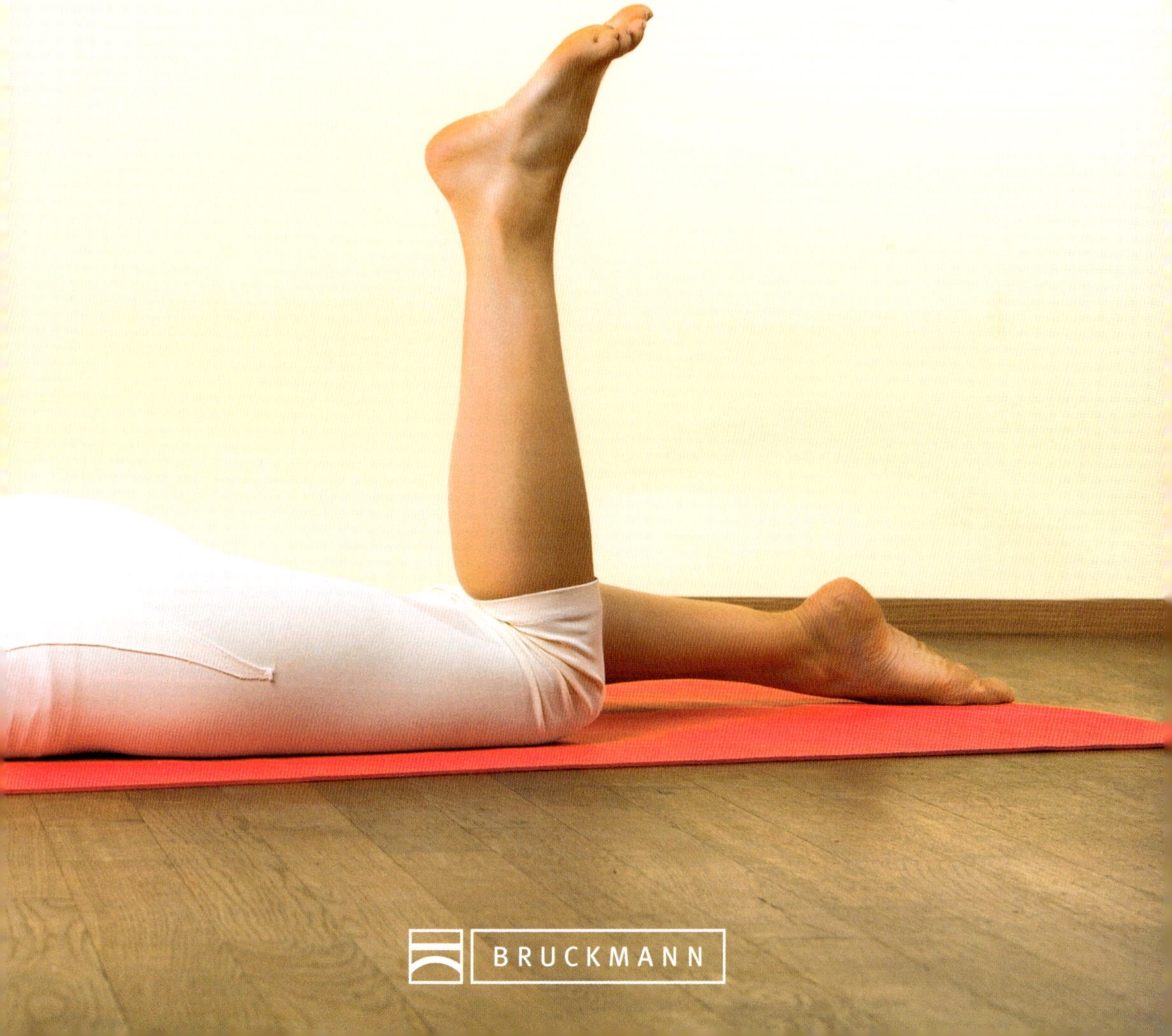

BRUCKMANN

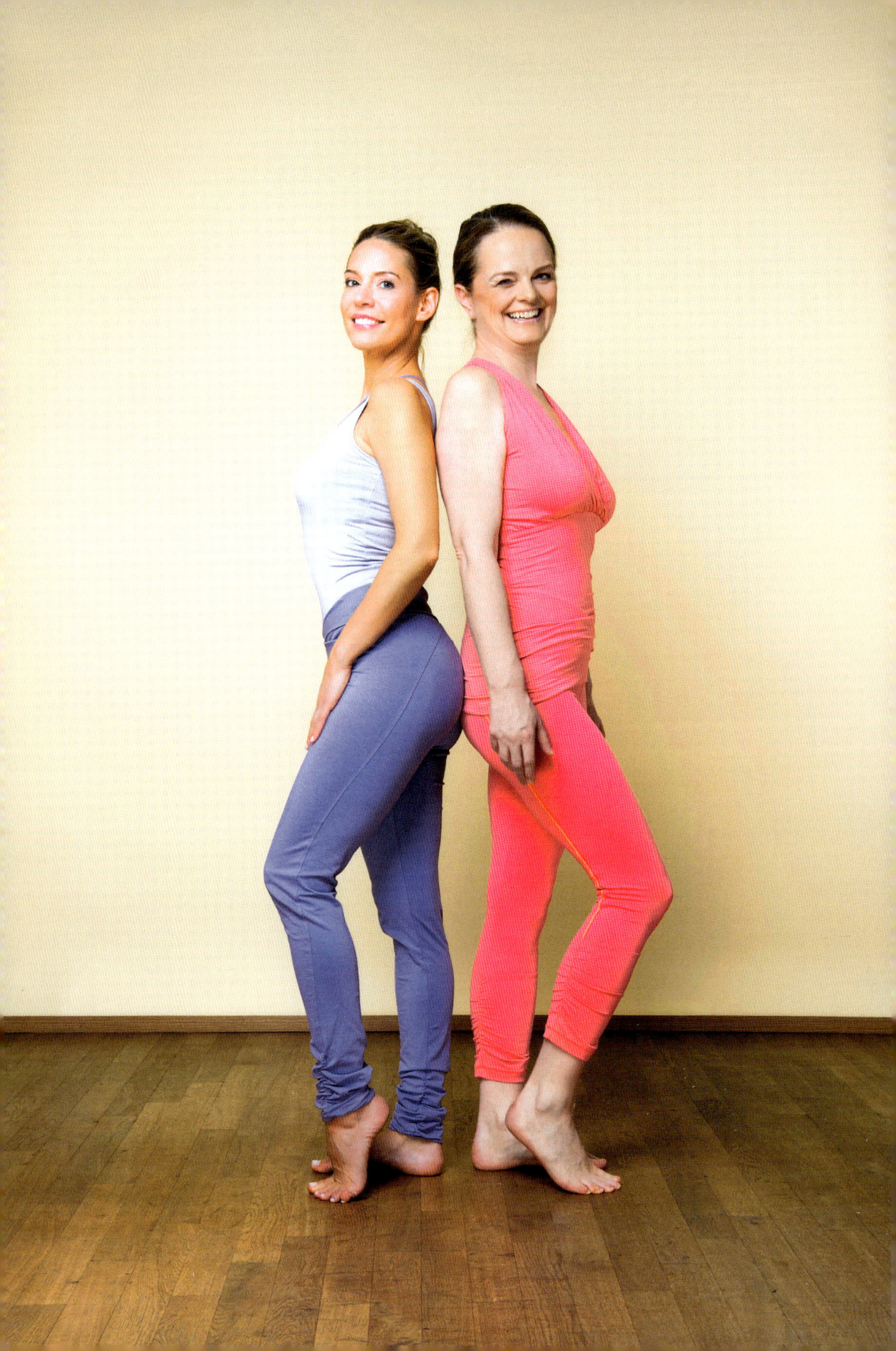

Inhaltsverzeichnis

Vorwort

In meiner jahrelangen Arbeit als Yoga-, Pilates- und Personal Trainerin werde ich oft gefragt, wie viel Aufwand denn nötig sei, um Muskulatur aufzubauen, beweglicher zu werden oder die Balance zu verbessern. Nach meiner Antwort sehe ich immer wieder in erstaunte Gesichter – man benötigt nämlich viel weniger Zeit, als meist vermutet wird!

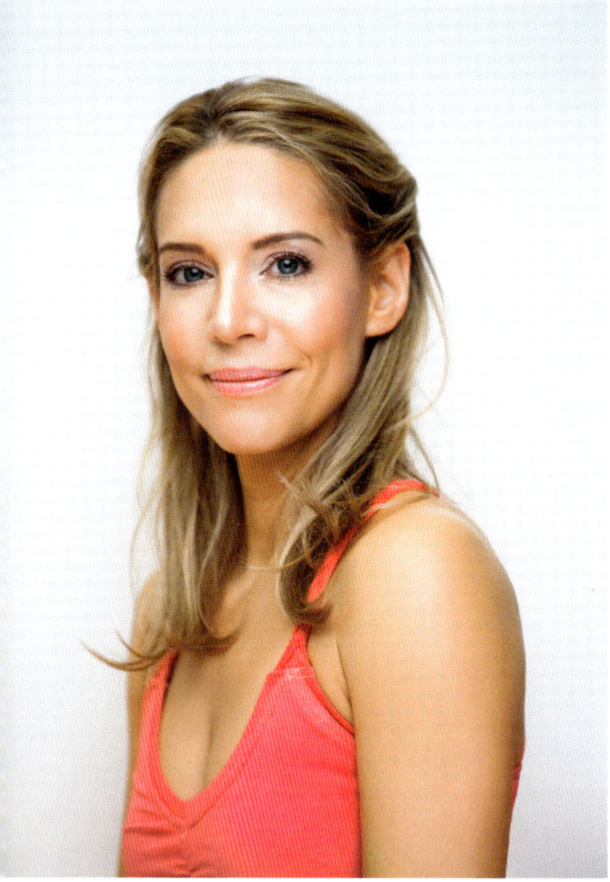

Kathrin Thierfelder ist Personal Coach für Yoga und Pilates.

Wie in vielen Bereichen des Lebens haben auch in der Yogapraxis oft die kleinsten Dinge die größte Wirkung, und es bedarf nicht immer gleich einer 90-Minuten-Yogasession. Wenn der Fokus z.B. nur allgemein auf Kräftigung oder Dehnung des Körpers liegt – und dafür sind die Yoga-Körperübungen, die sogenannten Asanas, hervorragend geeignet –, dann reichen schon kurze Trainingseinheiten. Wenn es die richtigen sind, kann man mit ihnen mit minimalem Aufwand enorme Effekte erzielen.

In diesem Buch habe ich Trainingseinheiten zusammengestellt, die so kurz sind, dass Sie sie zwischen Job und Feierabend machen können. Oder in der Pause im Büro oder gleich nach dem Nachhausekommen – und für die Frühaufsteher natürlich gerne auch »before work«.

Die Programme sind so knapp gehalten, dass sich das Training auch in einem stark gefüllten Terminkalender unterbringen lässt und Sie sich dennoch über große Wirkung freuen können, solange Sie die Übungen einigermaßen regelmäßig machen. Und mit regelmäßig meine ich nicht jeden Tag, sondern etwa dreimal die Woche je 20 Minuten.

Und das Praktische daran: Sie brauchen dafür außer einer Yogamatte keinerlei spezielle Trainingsgeräte.

Viel Spaß wünscht Ihnen

Kathrin Thierfelder

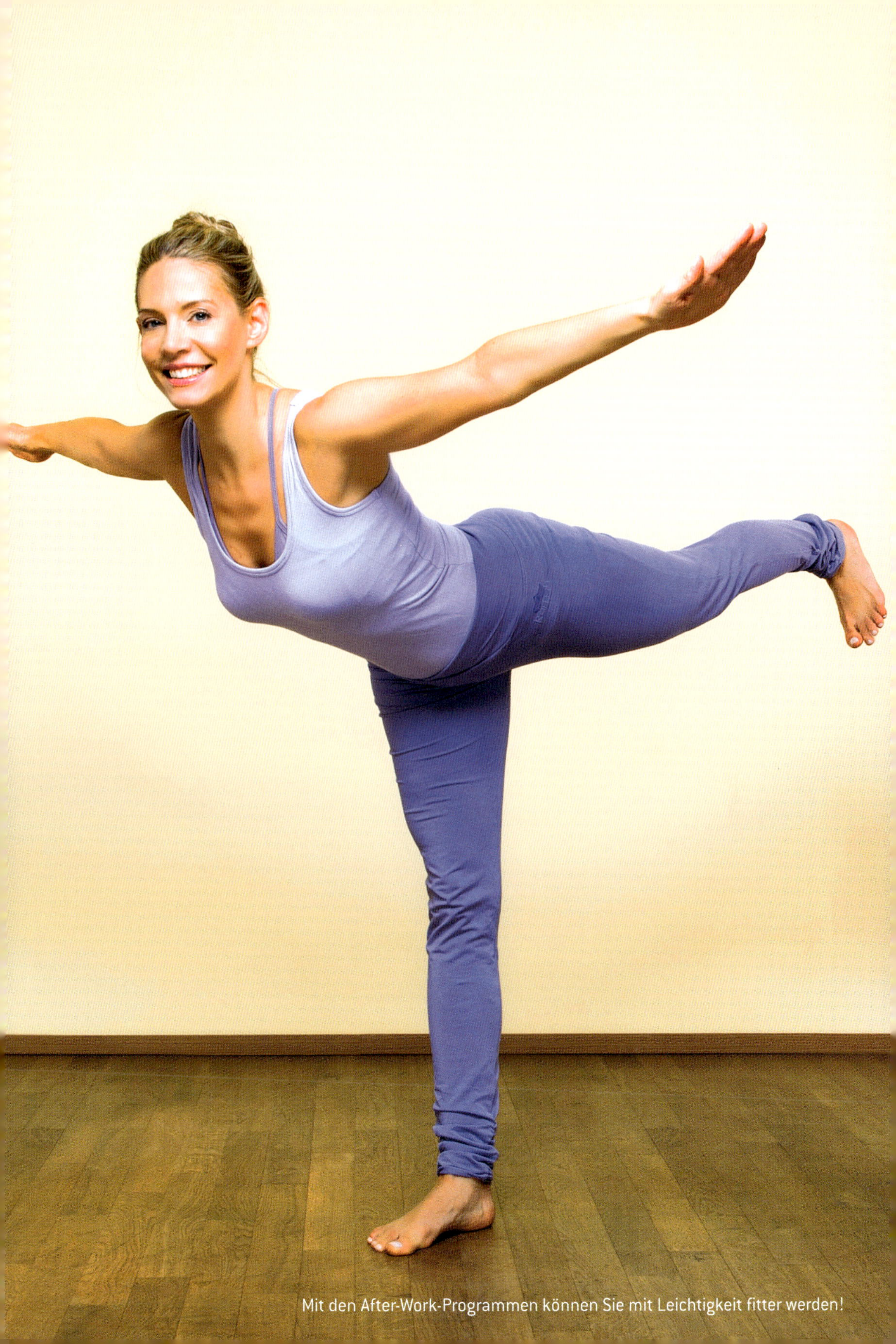

Mit den After-Work-Programmen können Sie mit Leichtigkeit fitter werden!

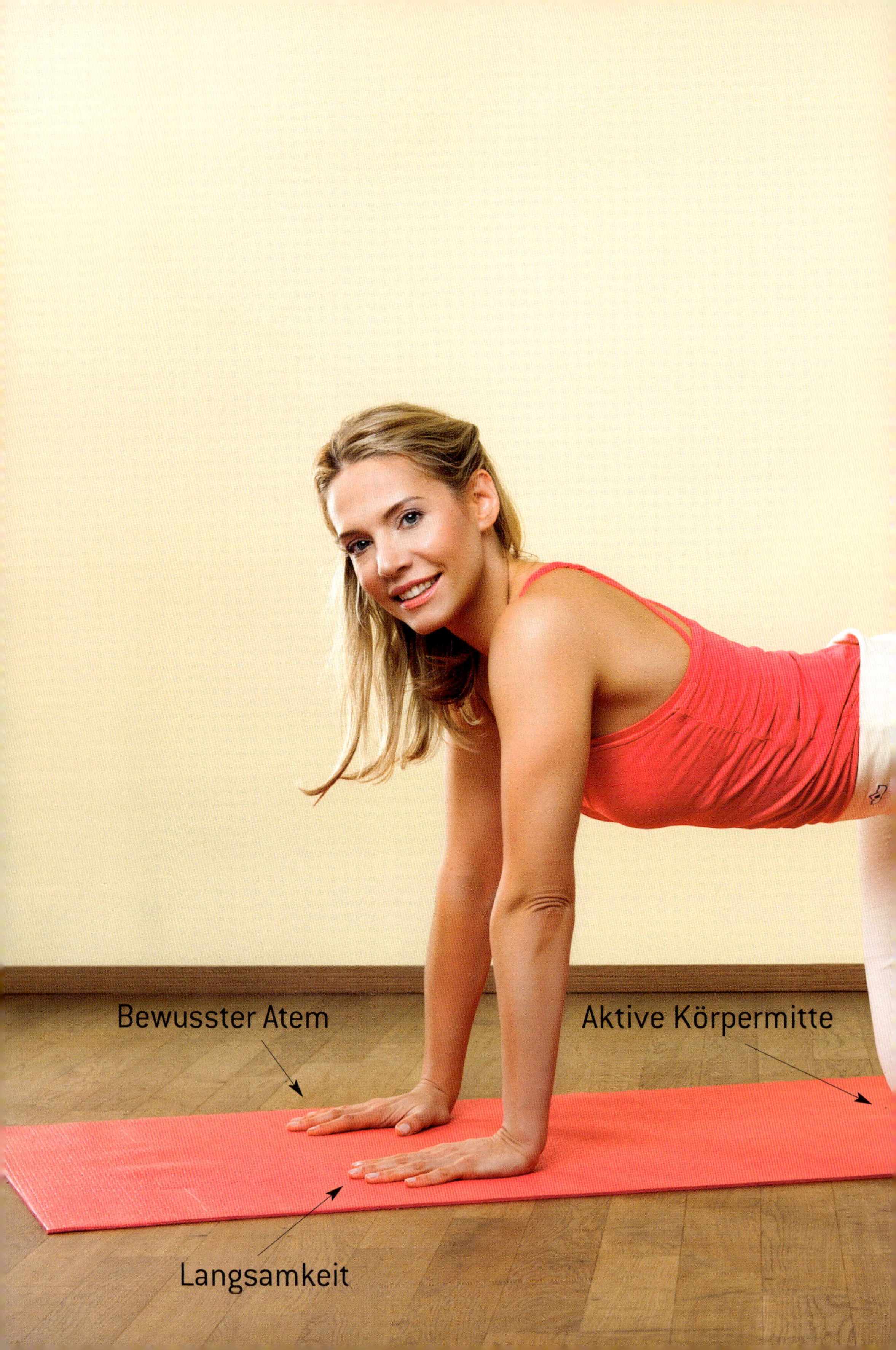
Bewusster Atem
Aktive Körpermitte
Langsamkeit

Das Fundament legen – die vier Säulen der Yogapraxis

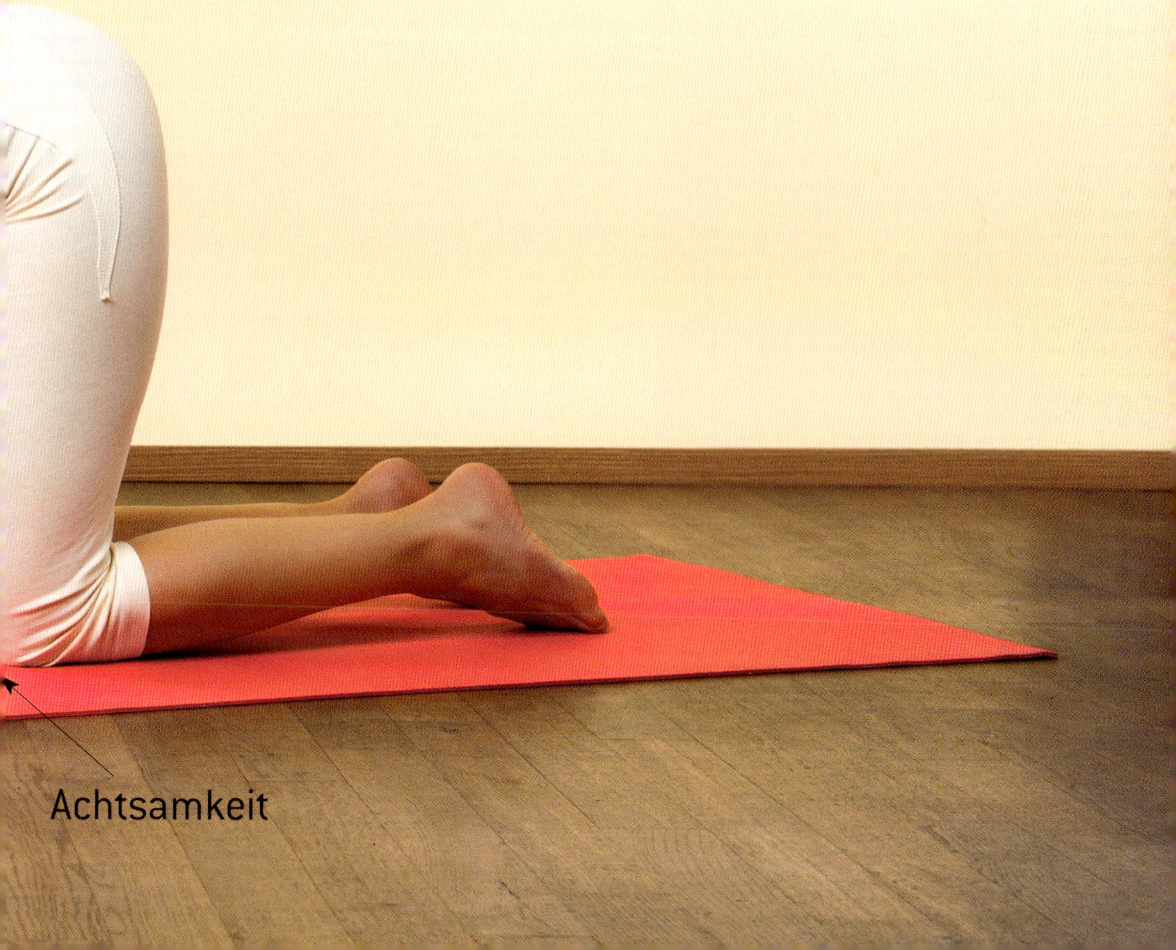

Das Fundament legen – die vier Säulen der Yogapraxis

Bevor Sie mit dem Training beginnen, lege ich Ihnen ans Herz, sich mit den vier Säulen vertraut zu machen, die die Basis jeder Yogapraxis sein sollten. So wie Säulen einen Tempel tragen, so tragen diese vier Prinzipien Geist und Körper, also Ihren Tempel, in der Übungspraxis.

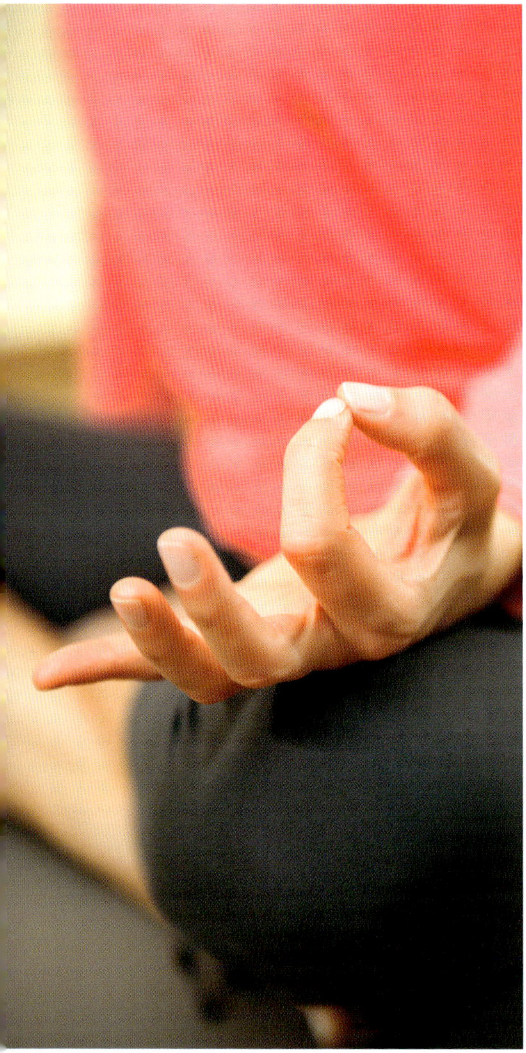

Das Chin- oder Jnana-Mudra symbolisiert die Verbindung von Körper und Geist.

1. Säule

Achtsamkeit – ganz da sein!

Seien Sie bei den Kurzprogrammen ganz da, und konzentrieren Sie sich auf das, was Sie gerade tun. Sobald Ihr Geist abschweift – wohin auch immer –, holen Sie die Aufmerksamkeit wieder zurück auf die Matte, zurück ins Jetzt.

Diese vollkommene Gegenwärtigkeit unterscheidet die Yogaübungen von der bloßen Gymnastik. Yoga fordert uns dazu auf, sich ganz auf den Moment einzulassen, statt uns in Automatismen oder Zerstreuung zu verlieren. Und das nicht nur in der Asana-Praxis, sondern auch im Leben.

Spüren Sie in jede Faser, in Ihre Muskeln, Sehnen, Bänder, in die Haut hinein. Beziehen Sie den ganzen Körper mit ein, und verfeinern Sie Ihre Wahrnehmung.

»Yoga ist die Fähigkeit, sich ausschließlich auf einen Gegenstand, eine Frage oder einen anderen Inhalt auszurichten und in dieser Ausrichtung ohne Ablenkung zu verweilen.« ***Patanjali***

Neben einer genauen und damit viel effektiveren Ausführung minimieren Sie somit auch das Verletzungsrisiko. Und Sie beruhigen dadurch noch ganz nebenbei auch Ihren Geist, ähnlich wie Sie es bei einer kleinen Meditation tun würden.

2. Säule

Langsamkeit – Qualität vor Quantität

Wenn Sie die 1. Säule beherzigen, also jede Faser des Körpers mit in die Bewegungen einbeziehen, dann ist die 2. Säule die logische Konsequenz: Die Übungen werden achtsam ausgeführt auch etwas langsamer.

Das klingt zunächst nach Zeitverlust. Aber das Gegenteil ist der Fall: Denn eine langsam ausgeführte Bewegung beansprucht die Muskeln mehr und erfordert weniger Wiederholungen. Außerdem gewährleistet sie eine saubere Ausführung und minimiert Verletzungen.

Das heißt aber nicht, dass Sie nur im Schneckentempo trainieren sollen!

Faustregel: Die Länge der einzelnen Bewegungen sollte der Länge eines ruhigen, tiefen Atemzugs entsprechen.

Tipp
Stellen Sie sich vor, die Übungen im Schwimmbecken zu machen, gegen den Wasserwiderstand.

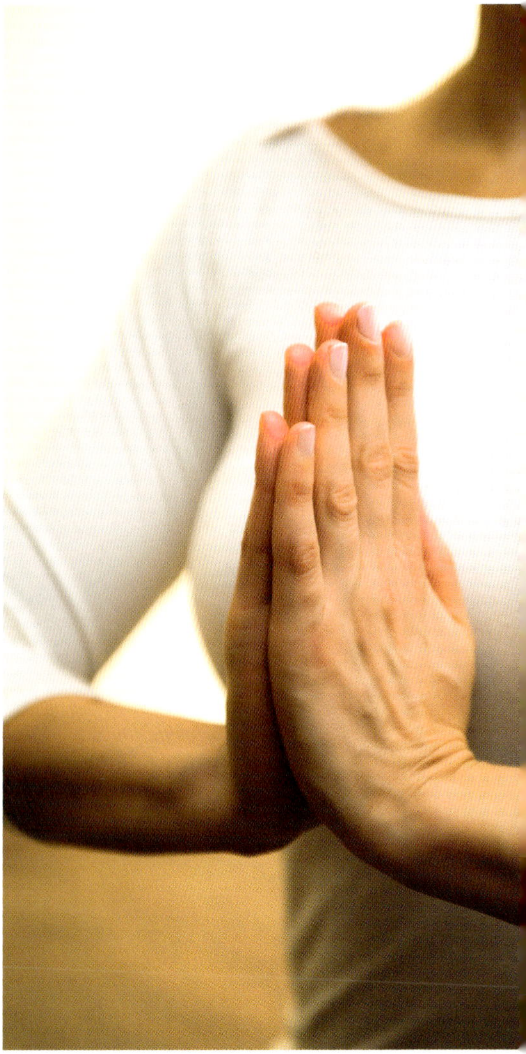

Yoga hat viel mit Achtsamkeit zu tun.

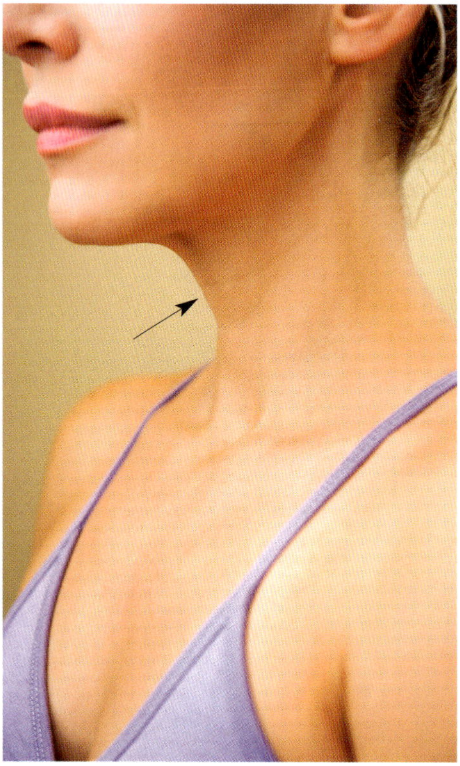

Bei der Ujjayi-Atmung wird sehr kontrolliert ein- und ausgeatmet.

Info
Ujjayi heißt übersetzt »siegreich«: Der Geist besiegt den Atem, indem er seinen sonst unbewussten Mechanismus in eine Bahn lenkt und Dichte und Länge vorgibt.

3. Säule

Ujjayi-Atem – bewusst atmen

Der Atem hat im Yoga seit jeher einen sehr hohen Stellenwert: Laut yogischer Schriften ist er der Träger der Lebensenergie. Und je gleichmäßiger, tiefer und ruhiger er fließt, desto mehr positive Aspekte beschert er uns: Er entgiftet das Blut, erhöht die Sauerstoffkonzentration, beruhigt Nervensystem und Geist.

Der Atem ist außerdem ein hervorragender Wächter über unsere Übungspraxis: Sobald er nicht mehr regelmäßig und ruhig fließt, sollte die Intensität der Übungen verringert werden. Er zeigt uns die körperlichen Grenzen auf.

Durch die besondere Technik des Ujjayi und des damit entstehenden sanften Geräuschs wird der Atemstrom besonders gleichmäßig, hörbar und damit noch bewusster. Er schult unsere Aufmerksamkeit und lenkt diese von der Außenwelt nach innen. Damit unterstützt er wunderbar die 1. Säule, die Achtsamkeit.

Und so geht's:

Atmen Sie langsam, tief und gleichmäßig durch die Nase ein und aus. Ziehen Sie Ihre Stimmbänder ganz leicht zueinander, um den Atemstrom zu bündeln – ähnlich einem Wasserschlauch, dessen Loch Sie halb verschließen.

Dabei entsteht ein feines, ganz sanftes Rauschen. Das Geräusch entsteht also im Kehlraum, nicht in der Nase.

Sie können auch gegen einen unsichtbaren Spiegel hauchen – zuerst mit geöffnetem, dann mit geschlossenem Mund.

Ein- und Ausatmung sollten möglichst von gleicher Länge und Qualität sein und die einzelnen Bewegungen kontinuierlich begleiten (z.B. einatmend die Arme heben, ausatmend die Arme senken).

Tipp
Beim Ujjayi-Atem dehnen sich die Lungen nicht ganz nach unten aus, sondern mehr zu den Seiten und nach vorne und hinten. Der untere Bauch hebt sich also nicht.

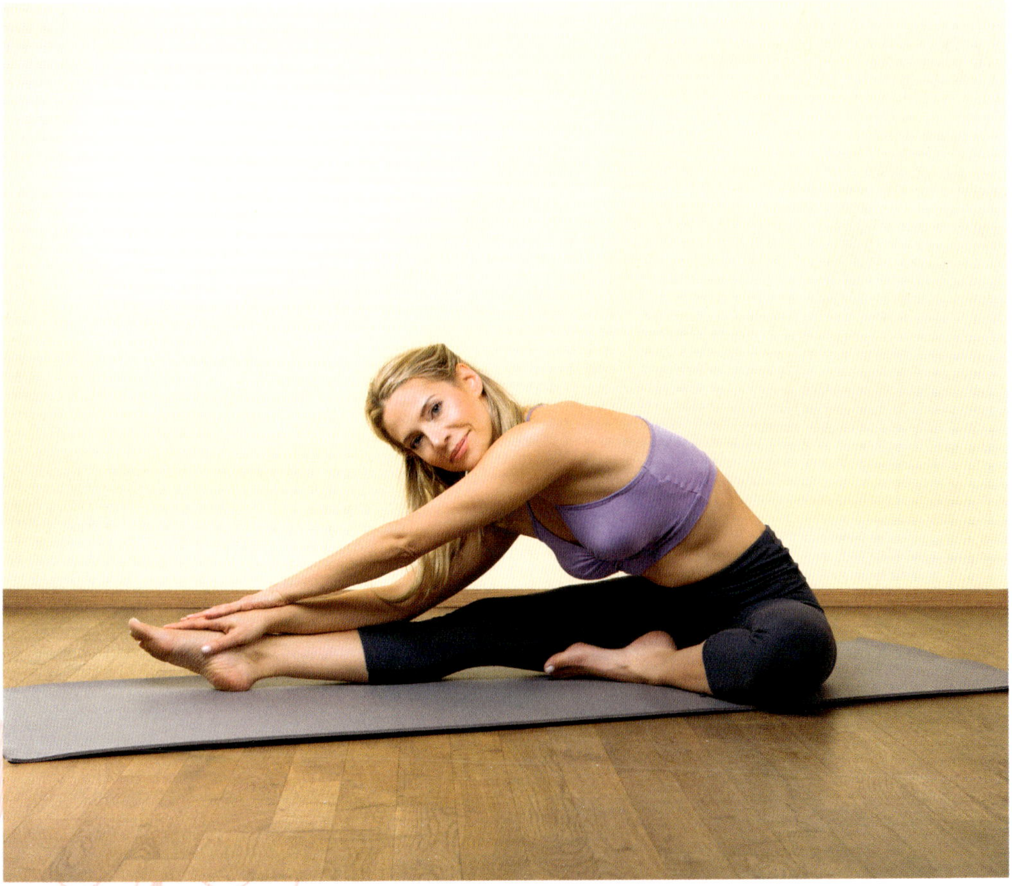

Atem und Bewegung bilden im Yoga eine harmonische Einheit.

Was ist die Beckenbodenmuskulatur?
Sie umfasst die Muskelschichten im Beckenraum, die Steißbein, Schambein und Sitzknochen miteinander verbinden und dadurch die inneren Bauchorgane stützen.
Die Beckenbodenmuskulatur arbeitet übrigens direkt mit der Bauchmuskulatur zusammen, die beim Setzen des Uddiyana Bandha aktiviert wird. Sie unterstützen sich gegenseitig.

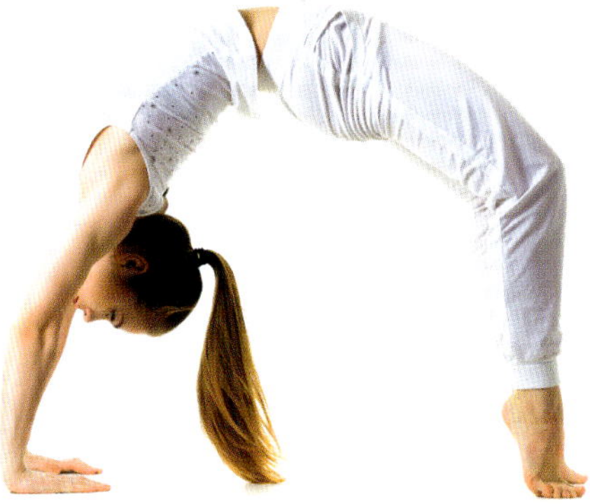

Die Bandhas schützen während des Trainings auch die Wirbelsäule.

4. Säule

Bandhas – aktive Körpermitte

Die sogenannten Bandhas (wörtlich: Verschlüsse, Riegel) sind subtile Muskelkontraktionen im Beckenbodenbereich (Mula Bandha) sowie im unteren Bauchbereich (Uddiyana Bandha). Sie stabilisieren die Körpermitte, lassen Länge im Rumpf entstehen und bieten dadurch einen aktiven Schutz für Wirbelsäule und Leisten. Darüber hinaus sind sie ein sanftes Training für die untere Bauchmuskulatur.

Im Idealfall sollten beide Bandhas in der gesamten Übungspraxis gehalten werden.

Und so geht's:

Mula Bandha: Ziehen Sie Ihr Schambein leicht in Richtung Bauchnabel, bis der untere Rücken lang wird. Ziehen Sie nun auch Ihre Sitzbeinhöcker zusammen, ohne dabei das Gesäß anzuspannen. Nun kontrahieren Sie sanft die Muskulatur zwischen Geschlechtsorgan und After (als Bild können Sie sich vorstellen, dringend auf die Toilette zu müssen, aber es ist gerade keine in der Nähe).

Uddiyana Bandha: Ziehen Sie Ihren Bauchnabel sanft nach innen oben. Dabei sollten sich vor allem die Muskeln rund um den Nabel aktivieren. Im Idealfall entsteht dadurch ein Vakuum im Brustkorb, das sich so anfühlt, als würde der Brustkorb auf dem Bauch »schweben«. Sie können sich auch ein Korsett vorstellen, das Sie um Ihren Bauch tragen.

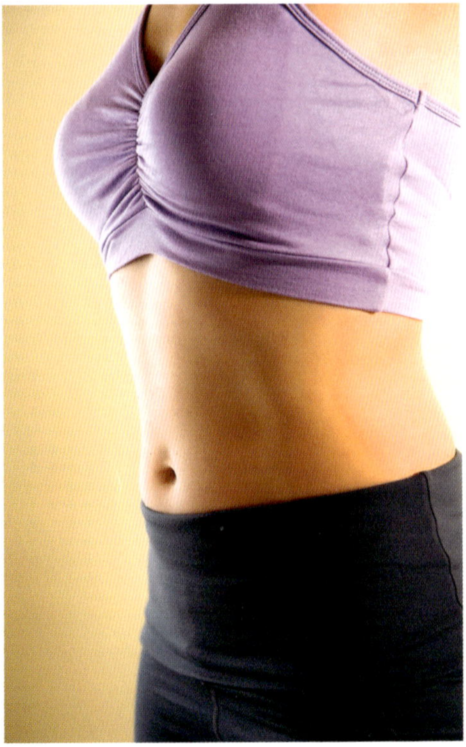

Uddyiana Bandha nicht gesetzt

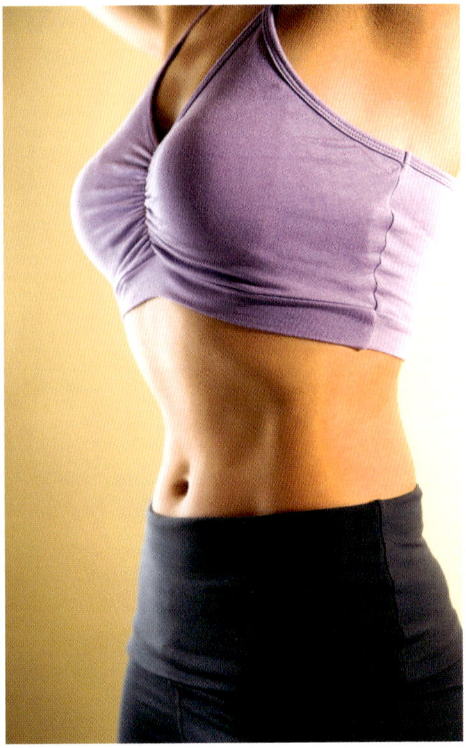

Uddyiana Bandha gesetzt

Tipp

Zu Beginn ist das Spüren der Bandhas oft schwierig. Sie können die Bandhas auch jenseits der Yogamatte üben – beim Autofahren, im Wartezimmer, auf dem Sofa, wo auch immer Sie sind – und sie dann nach und nach in die Yogapraxis integrieren.

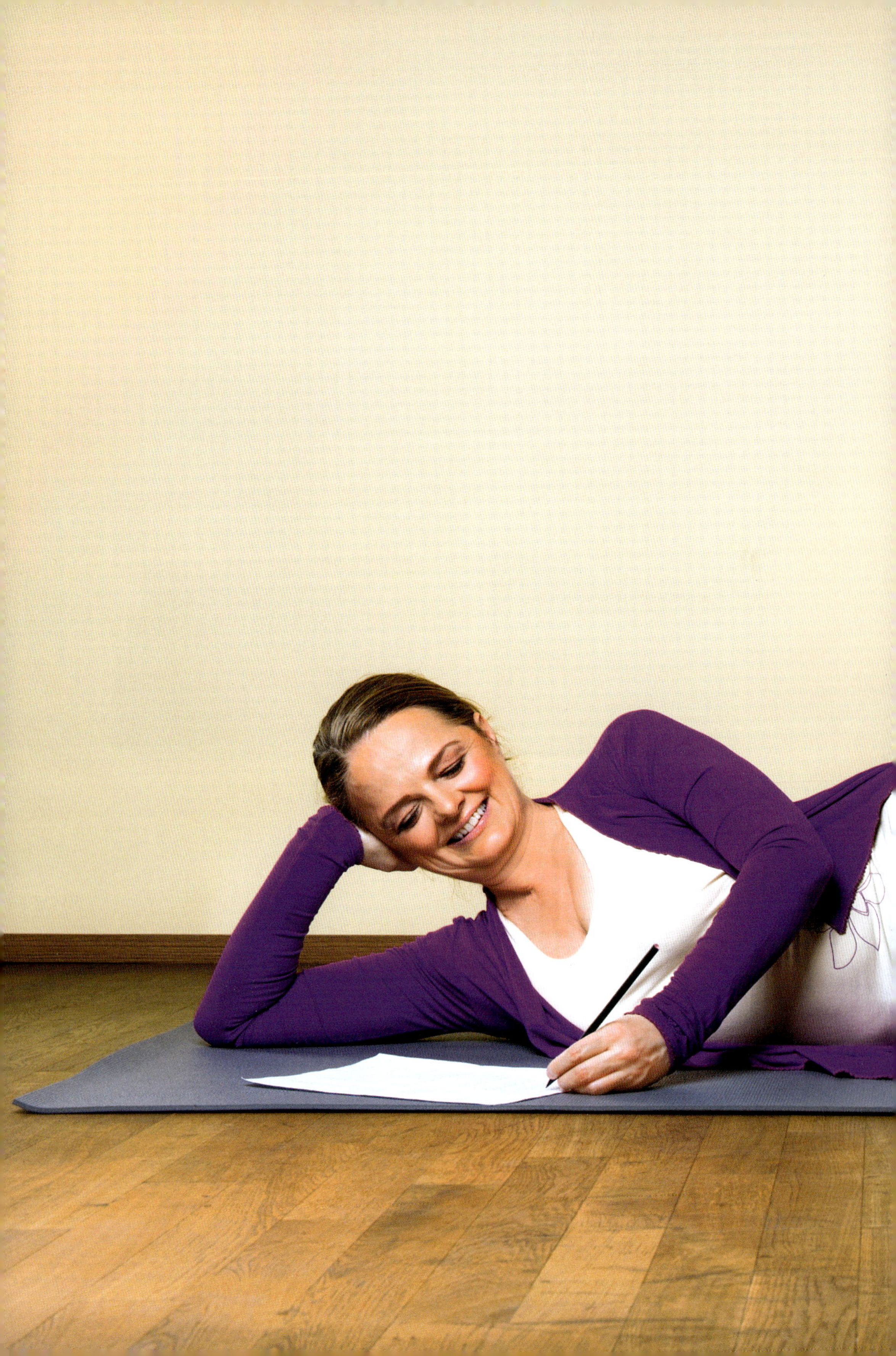

In der »Fahrschule« – die Gebrauchsanleitung

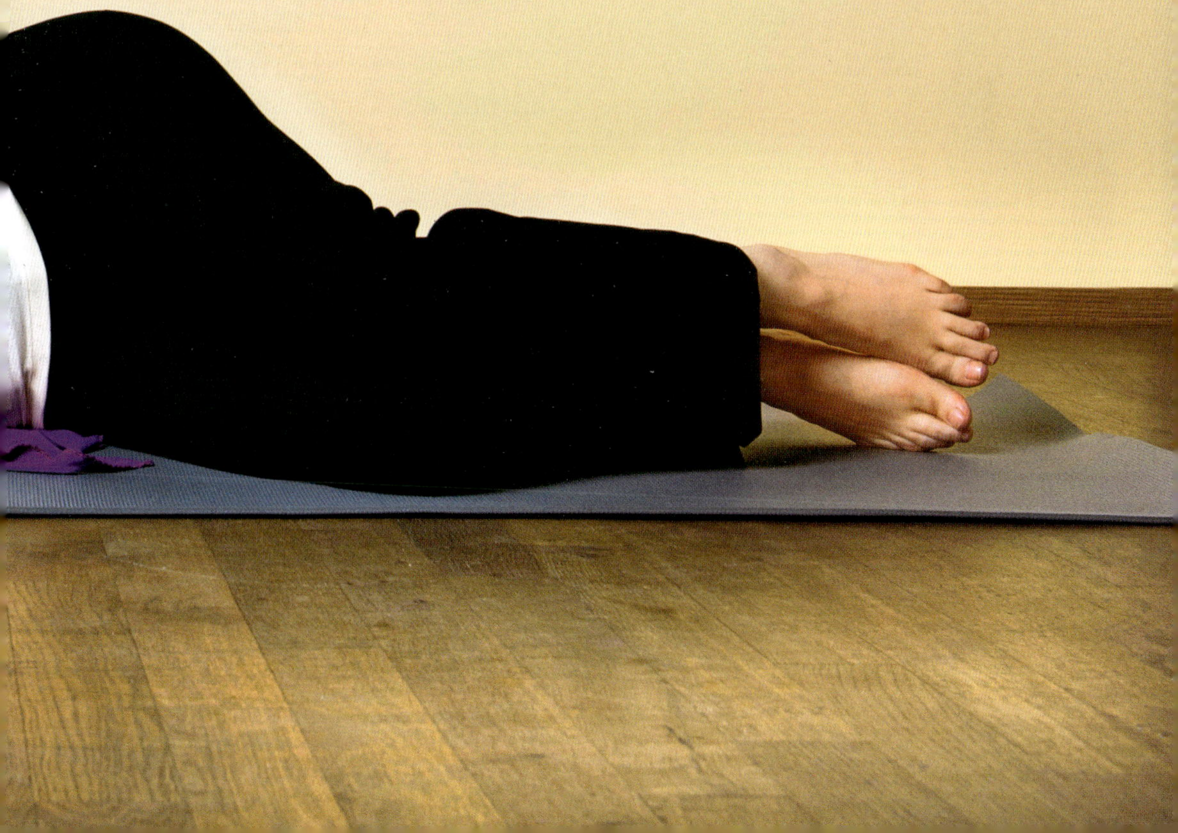

In der »Fahrschule« – die Gebrauchsanleitung

Auf den folgenden Seiten erfahren Sie, wie Sie am besten vorgehen, um einen möglichst großen Nutzen aus den Programmen zu ziehen, ohne dabei zu viel Zeit zu verlieren. Außerdem wird auch auf typische Hürden eingegangen, die sich Ihnen in den Weg stellen könnten.

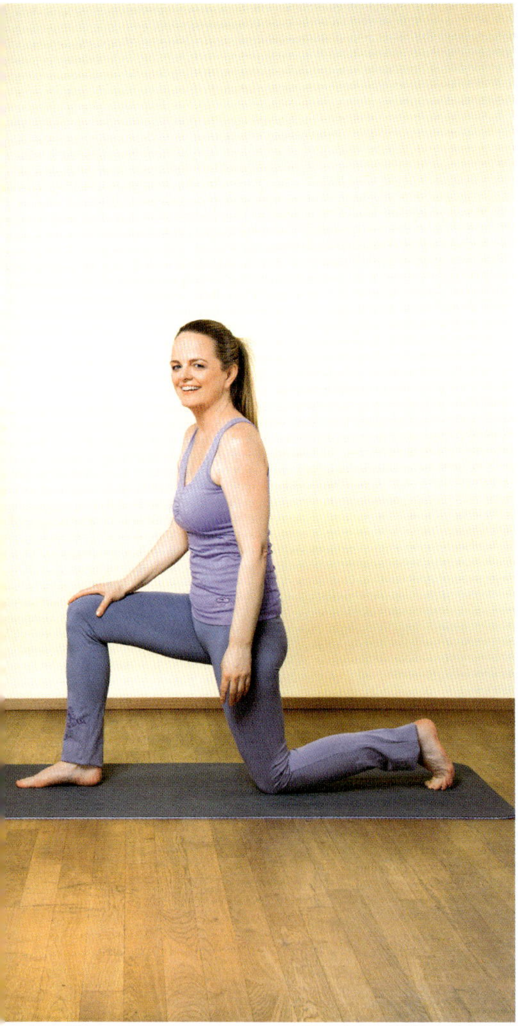

Eine rutschfeste Yogamatte macht das Training angenehmer!

Suchen Sie sich für Ihr Training am besten ein Zeitfenster, das Sie regelmäßig ganz gezielt für die Programme reservieren: wochentags z.B. direkt nach dem Job noch im Büro, in der Mittagspause oder am Wochenende kurz nach dem Aufstehen. Selbstverständlich können Sie auch mehrere der Programme machen, wenn Ihnen danach ist – Sie müssen es aber nicht.

Kleiner Aufwand, große Wirkung

20 Minuten Training an drei Tagen in der Woche

Sie können aus den sechs Basisprogrammen zu verschiedenen Muskelgruppen auswählen. Welche Programme Sie miteinander kombinieren, entscheiden Sie, je nach Ziel.

Wenn Sie Probleme mit Nackenverspannungen haben und auch Ihre Bauchmuskeln stärken wollen, konzentrieren Sie sich auf die Basisprogramme 1 (Rücken und Nacken) und 3 (Bauch und Taille). Zweimal die Woche ersetzen Sie eines der Basisprogramme durch eines der Ganzkörperprogramme, um kein muskuläres Ungleichgewicht entstehen zu lassen.

Um den Körper effektiv zu trainieren, sollten Sie an mindestens drei Tagen der Woche zwei Kurzprogramme absolvieren. Inklusive Warm-up kostet Sie das nur rund 20 Minuten – also insgesamt eine Stunde pro Woche. Ein realistisches Ziel, bei dem es Ihnen nicht schwerfallen wird, durchzuhalten.

Falls Sie mehrere Ziele haben, ändern Sie Ihren Plan nach einem Monat. Wenn Sie den ganzen Körper kräftigen möchten, wechseln Sie die Programme nach Lust und Laune mit Konzentration auf die Ganzkörperprogramme.

Die vier Extraprogramme kombinieren Übungen aus den vorherigen Programmen und können nach Belieben zwischendurch gemacht werden, also »zwischen Tür und Angel« z.B. auch in Alltags- oder Berufskleidung.

Die zwei »Kurzgeschichten« kommen immer dann zum Einsatz, wenn die Zeit mal besonders knapp ist. Sie sind sozusagen ein Notanker, der ausgeworfen wird, anstatt das Training ganz ausfallen zu lassen.

Das Extra »Herzklopfen« kombiniert die Übungen zu einer dynamischen Abfolge und kann geübt werden, sobald Sie sich in den Positionen sicher fühlen und Lust auf fließende Bewegungen haben.

Sobald Sie mit den Übungen vertraut sind, können Sie mit der Bilderübersicht im Anhang arbeiten. Diese Übungsprogramme finden Sie von S. 106 bis S. 125 im Buch.

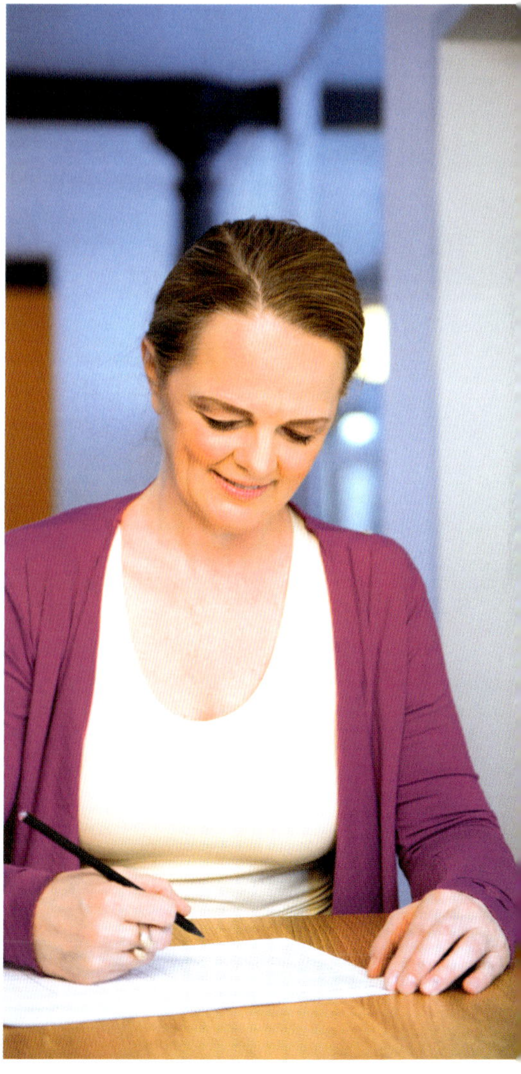

Im Trainingsplan legen Sie Ihre Ziele fest.

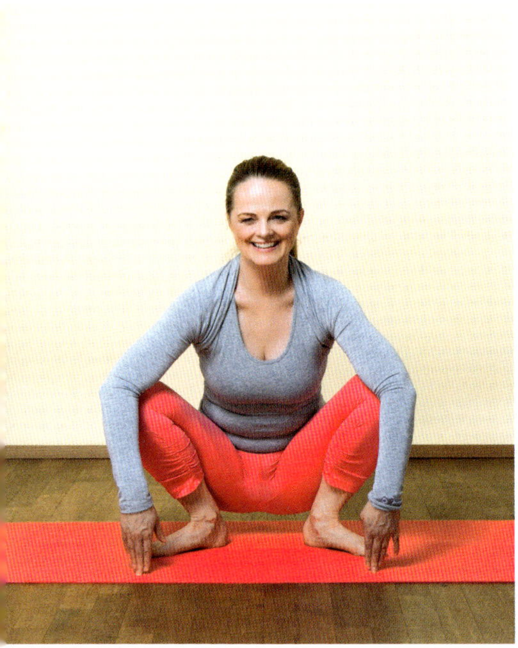

Gleich kann es losgehen!

Den Trainingsplan erstellen

Laut einer Langzeitstudie der amerikanischen Harvard-Universität erreichten Studenten ihre Ziele erfolgreicher, wenn sie diese vorher schriftlich fixierten, also einen Plan aufstellten. Das werden Sie nun auch gleich machen. Und zwar nicht nur, damit Sie Ihr Vorhaben leichter umsetzen, sondern auch, damit Sie ohne großes Nachdenken sofort das jeweilige Programm aufschlagen können, das für diesen Tag auf Ihrem Plan steht.

Und jetzt sind Sie dran! Stellen Sie nun Ihren persönlichen Wochenplan auf. Überlegen Sie sich zunächst Ihre Ziele und wann Sie trainieren möchten und tragen Sie Programme und Übungszeiten in die Tabelle ein.

Beispielplan: Ziel: Arme (2) und Bauch (3) kräftigen				
Tag	Uhrzeit	Warm-up (3 Min.)	Programm 1 (8 Min.)	Programm 2 (8 Min.)
Mo	18–18.20	Warm-up	Basisprogramm 2	Basisprogramm 3
Di		Trainingspause	Trainingspause	Trainingspause
Mi	7–7.20	Warm-up	Basisprogramm 2	All-in-one-Basic
Do		Trainingspause	Trainingspause	Trainingspause
Fr	18–18.20	Warm-up	All-in-one-Basic	Basisprogramm 3
Sa		Trainingspause	Trainingspause	Trainingspause
So		Trainingspause	Trainingspause	Trainingspause

Wiederholungszahl

Jeder Körper ist unterschiedlich. Während bei dem einen schon nach wenigen Wiederholungen die Muskeln zittern, fängt es dem anderen jetzt gerade an, Spaß zu machen. Die angegebenen Wiederholungszahlen sind Vorschläge, die individuell angepasst werden können.

Vielleicht schaffen Sie als Anfänger, der seine Muskeln lange nicht gefordert hat, nur drei Wiederholungen – das ist auch okay.
Faustregel: Machen Sie so viele Wiederholun-

Tipp
Das Training in den Kalender eintragen und genauso ernstnehmen wie andere Termine!

Beispielplan: Ziel: Arme (2) und Bauch (3) kräftigen				
Tag	Uhrzeit	Warm-up (3 Min.)	Programm 1 (8 Min.)	Programm 2 (8 Min.)
Mo				
Di				
Mi				
Do				
Fr				
Sa				
So				

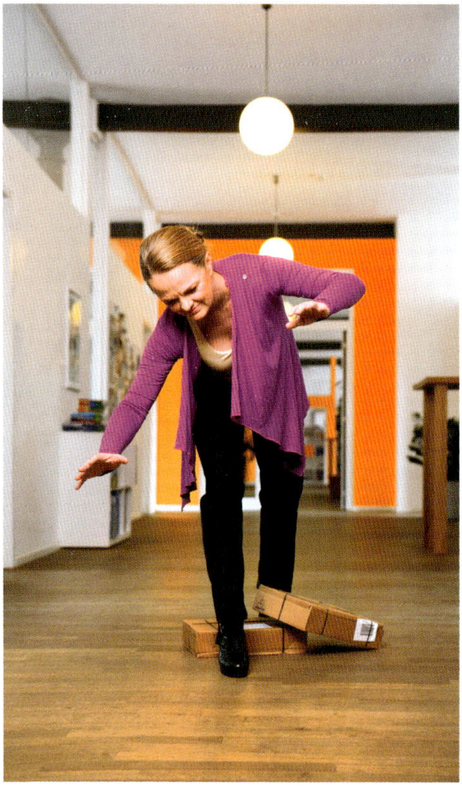

Stolpersteine kann es immer geben, davon sollte man sich aber nicht vom Training abbringen lassen!

gen bzw. Atemzüge, wie Sie die Bewegungsabfolge kontrolliert, langsam und in Einklang mit dem Atem bewerkstelligen können. Denn Qualität geht eindeutig vor Quantität!

Atemzüge

Ein voller Atemzug besteht aus einem Einatemzug und einem Ausatemzug. Beispiel: Bei fünf Atemzügen atmen Sie insgesamt fünfmal ein und fünfmal aus.

Bezeichnungen

Die Bezeichnungen der Haltungen basieren nicht immer auf den gängigen Sanskritbegriffen, sondern sind zur besseren Verständlichkeit teilweise von mir kreiert.

Hürden und Hindernisse

Aller Anfang ist schwer ...

... durchhalten noch viel mehr. Von Natur aus bevorzugt der Mensch seine Routine und verlässt seine Komfortzone nur ungern. Jede Art von Aufwand wird daher von vornherein erst einmal intuitiv vermieden. Das war in der Steinzeit sicher sinnvoll, um Energiereserven zu sparen, denn das alltägliche Leben forderte durch Jagen und stundenlanges Suchen von Beeren und Wurzeln ja schon mehr als genug Bewegung. In der Zeit dazwischen galt es, sich möglichst gut zu erholen.

Heute ist dieses Verhalten, das leider genetisch noch immer in uns schlummert, wohl die größte Hürde auf dem Weg zum Ziel, eine neue

Verhaltensweise dauerhaft konsequent umzusetzen.

Da hilft nur eines: Die Matte trotzdem ausbreiten und einfach loslegen. Oder wie der Slogan der Sportfirma Nike besagt: »Just do it!«

Das Leben ist nicht planbar (zum Glück, sonst wäre es nur halb so spannend), und auch wenn Sie sich fest vornehmen, die Programme regelmäßig durchzuführen, drängen sich manches Mal unvorhergesehene Ereignisse

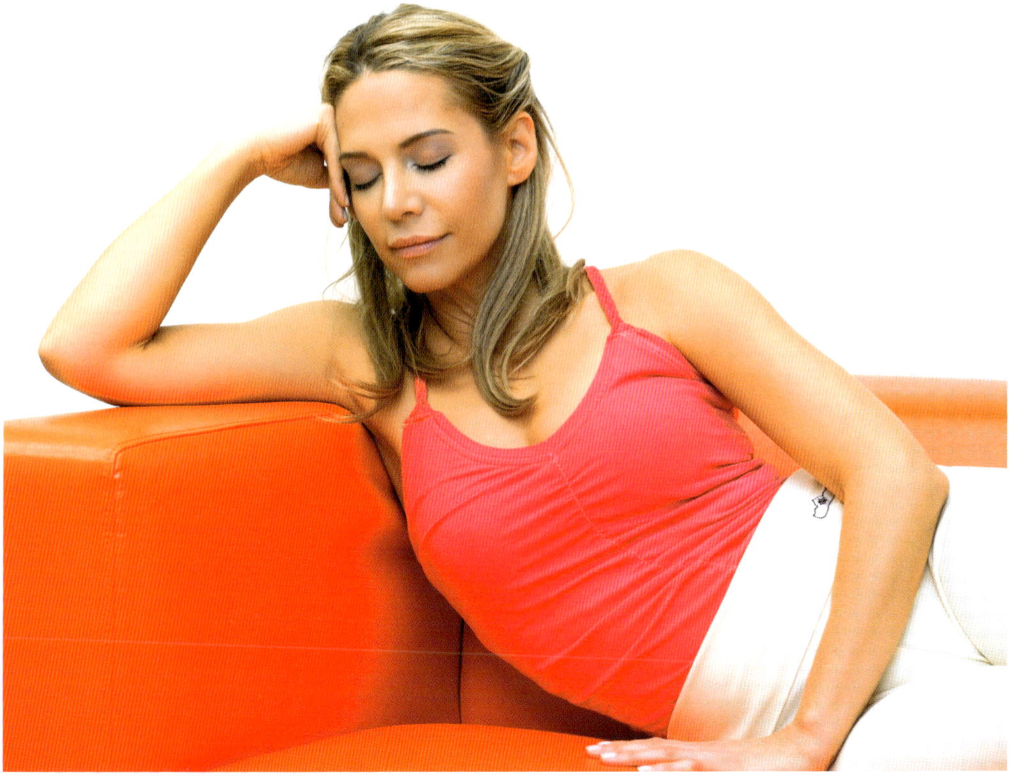

Faul auf dem Sofa zu liegen ist schön, aber unser Körper wird uns das Training mehr danken.

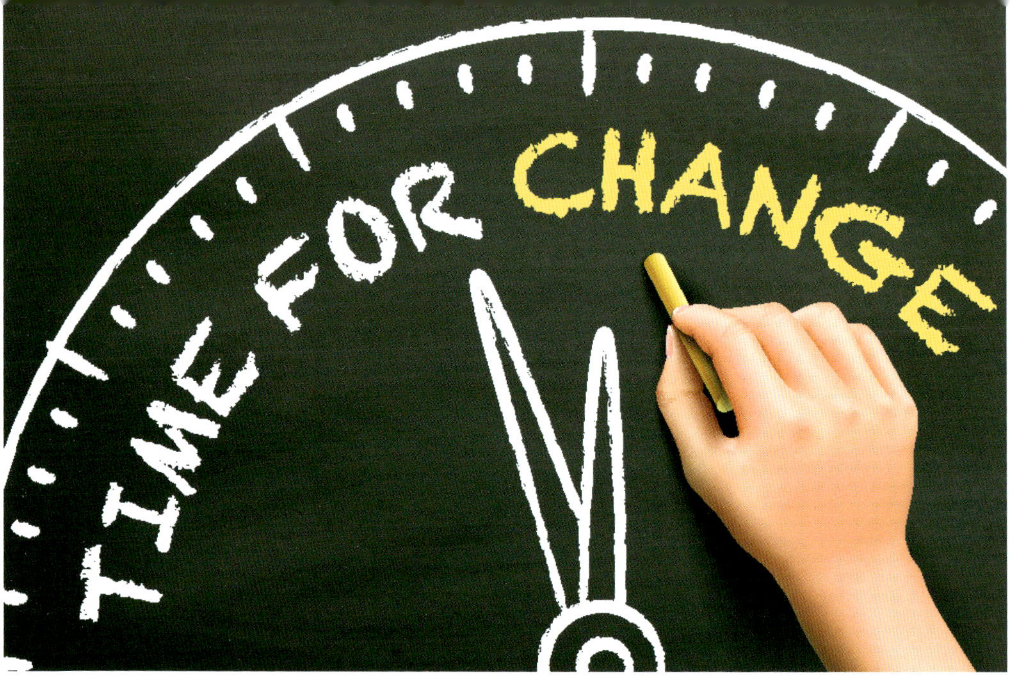

Jeder Tag ist ein neuer Tag – für eine positive Veränderung.

dazwischen: eine Erkältung, Stau, ein After-Work-Drink mit den Lieblingskollegen, oder Sie sind schlicht einmal zu erschöpft.

Keine Macht den Ausreden

Es müssen aber nicht immer äußere Umstände sein, die uns von unseren Vorhaben ablenken – es kann auch der innere Schweinehund sein, der sich uns in den Weg stellt.

Bin ich wirklich zu erschöpft, um mich 20 Minuten zu bewegen? Ganz besonders gern meldet sich der innere Schweinehund in schwachen Momenten zu Wort wie nach einem besonders anstrengenden Arbeitstag. Als Meister der Ausreden ist er wohl der größte Saboteur zielgerichteter Vorhaben.

Wie auch immer: Sie allein haben es in der Hand, für welche Ereignisse Sie das Training ausfallen lassen (oder auch nicht). Wichtig ist nur, dass Sie wieder einsteigen und nicht vor lauter Enttäuschung über Ihre mangelnde Konsequenz die Flinte ins Korn werfen. Und wieder einsteigen können Sie immer: nach ein paar Tagen, Wochen oder sogar Monaten.

»Unser größter Ruhm ist nicht, niemals zu fallen, sondern jedes Mal wieder aufzustehen.« ***Nelson Mandela***

Schmerzen und Kontraindikationen

Es gibt zwei Arten von Schmerzen: den Schmerz, der auf eine Überbelastung oder Erkrankung hinweist, und den Schmerz, der aus Anstrengung resultiert, aber keine Gefahr für den Körper darstellt. Diesen Unterschied gilt es zu erkennen!

Ersterer ist ein eindeutiger Hinweis darauf, eine Übung weniger intensiv auszuführen (im Ernstfall sogar ganz auszulassen) oder bei regelmäßigem Auftreten einen Arzt aufzusuchen, um die Ursache zu klären – insbesondere bei Schmerzen nach der Übung.

Der »Anstrengungsschmerz«, der lediglich dadurch entsteht, dass die Muskulatur stark gefordert ist, ist in der Regel ungefährlich und in moderater Form sogar erwünscht, um den Muskel zu stimulieren und damit zu kräftigen.

Falls Sie sich nicht sicher sind, fragen Sie vorsichtshalber einen Fachmann. Bei allen akuten Krankheiten oder Beschwerden sowie bei Schwangerschaft empfiehlt es sich, grundsätzlich vor Beginn des Trainings ärztlichen Rat einzuholen.

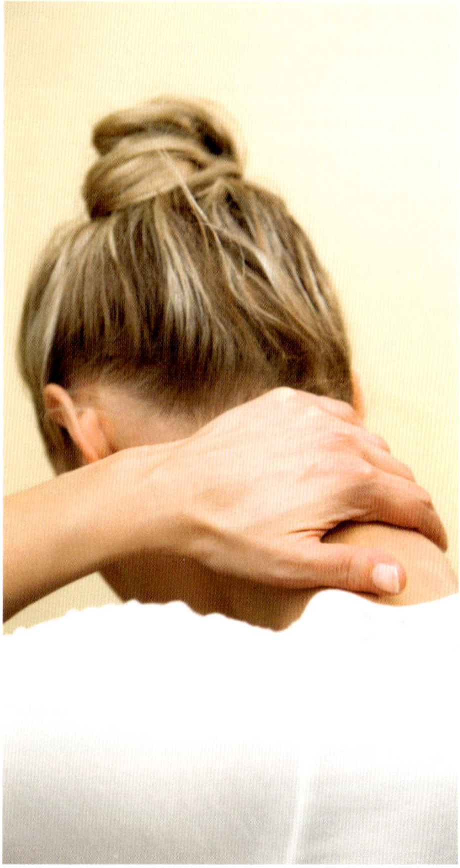

Schmerz ist nicht gleich Schmerz.

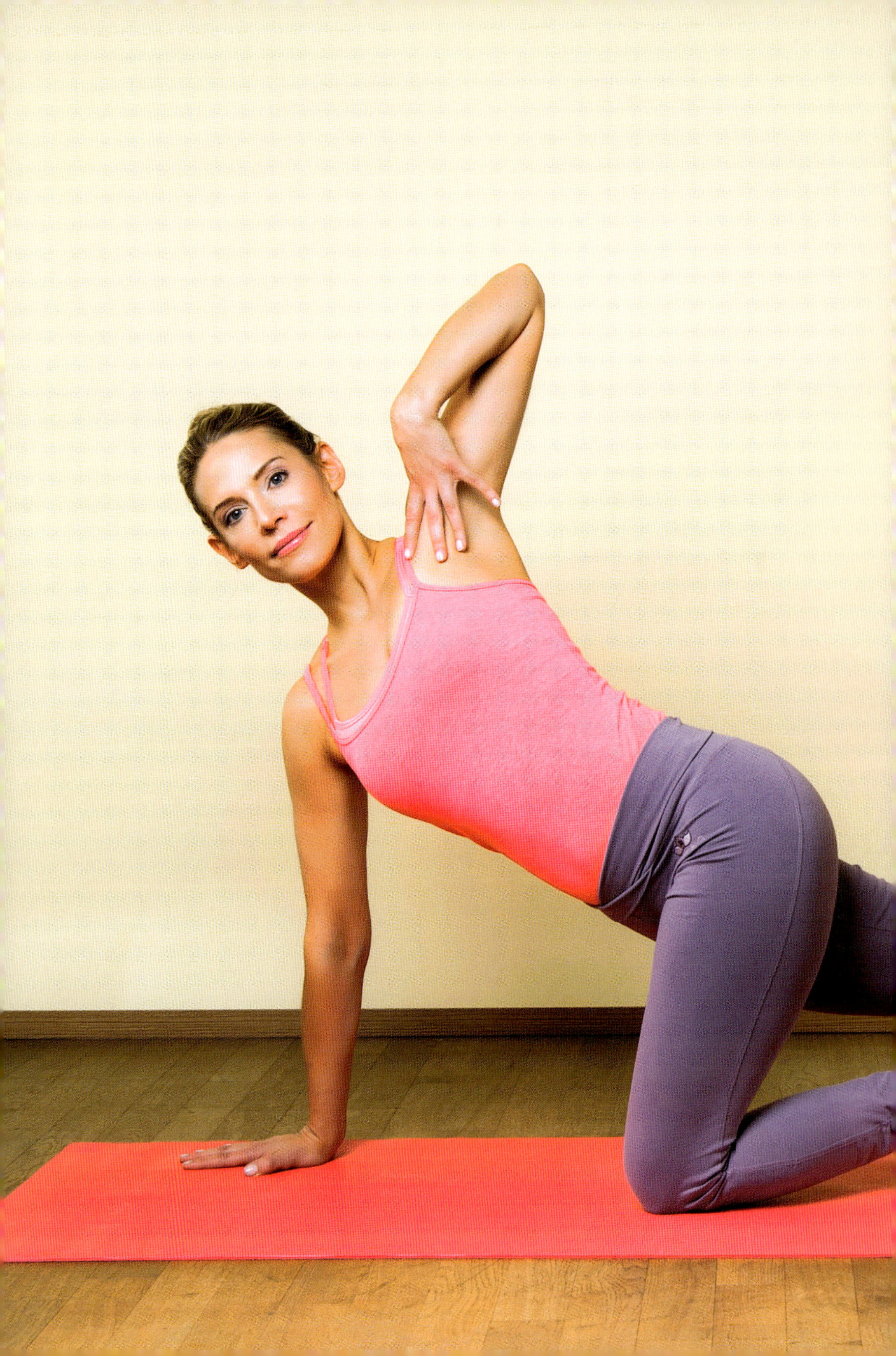

In drei Minuten auf »Go!« – das Warm-up

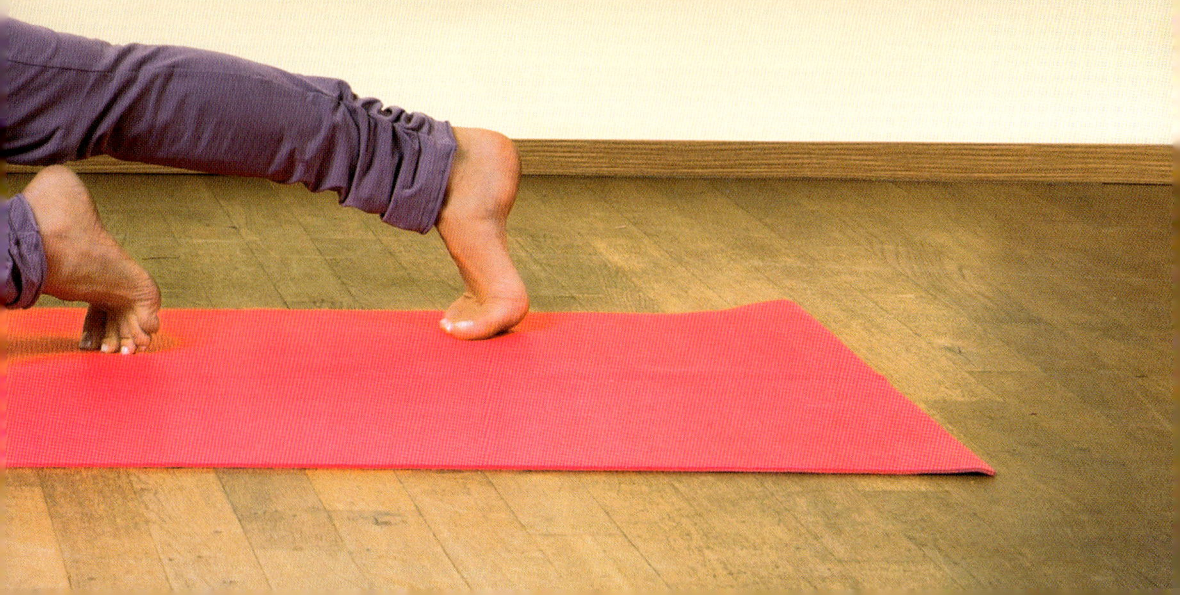

In drei Minuten auf »Go!« – das Warm-up

Genau wie bei einem Auto verträgt auch Ihr Körper keinen Kaltstart! Beginnen Sie Ihr Übungsprogramm daher immer mit diesem kurzen Warm-up, um Gelenke, Sehnen, Bänder und Muskeln optimal auf die folgenden Bewegungen vorzubereiten.

Flankendehnung

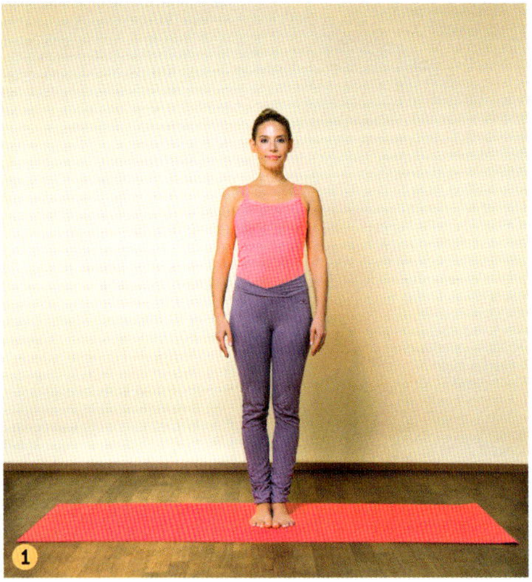

Ausgangsposition

1

Aufrechter Stand mit geschlossenen oder hüftbreit geöffneten Beinen. Das Gewicht ist auf beide Füße verteilt, die Oberschenkel sind angespannt. Die Wirbelsäule ist aufgerichtet, der Blick richtet sich nach vorn.

Stellen Sie sich nun einen Faden vor, der Sie an der Kopfkrone sanft nach oben zieht.

Info
Diese Basishaltung, genannt »Berg«, versinnbildlicht wunderbar die beiden Grundkräfte, die man auch in den anderen Positionen erzeugen soll: Erdung und Leichtigkeit.

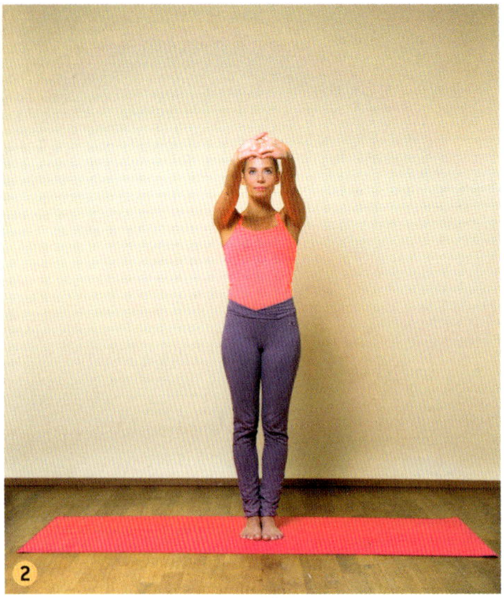

2

Verzahnen Sie nun die Finger miteinander, und heben Sie die Arme mit den Handflächen nach außen gedreht zur Decke.

Der Nacken bleibt während der Übung so entspannt wie möglich.

Bereits während dieser kurzen Warm-up-Sequenz können Sie die vier Säulen – Achtsamkeit, Langsamkeit, Ujjayi-Atem und Bandhas (siehe Erläuterungen auf S. 10-15) – »etablieren« und somit das Fundament für Ihr weiteres Training legen.

3

Verlängern Sie mit dem Einatmen die gesamte linke Körperseite, und schieben Sie den linken Arm in Richtung Decke.

4

Mit dem Ausatmen neigen Sie den Oberkörper nach rechts und schieben Ihr Becken gleichzeitig nach links, bis Sie eine angenehme Dehnung in der linken Körperseite spüren können.

Kommen Sie mit der Einatmung wieder in die senkrechte Position zurück, und wiederholen Sie den Ablauf auf der anderen Seite.

Dehnen Sie sich viermal zu jeder Seite.

Tipp
Diese Streckübung tut auch morgens, direkt nach dem Aufstehen, besonders gut!

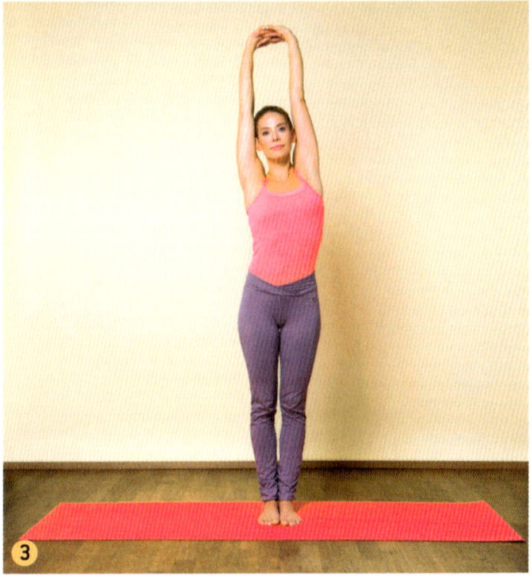

Einatmen

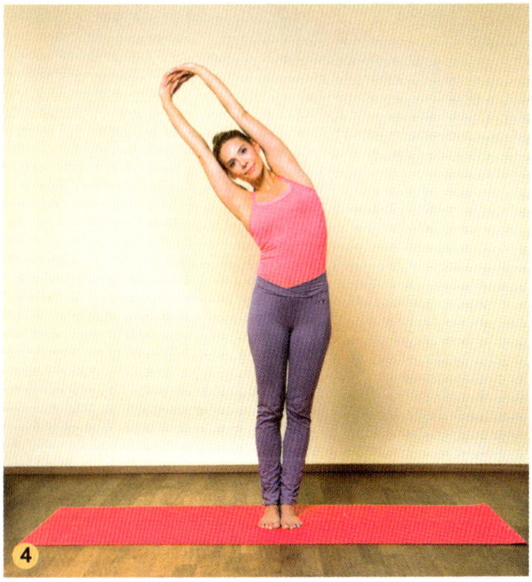

Ausatmen

Abtauchen

1

Ausgangsposition: Aufrechter Stand mit geschlossenen oder hüftbreit geöffneten Füßen. Die Finger sind hinter dem Rücken verzahnt. Die Wirbelsäule strebt nach oben.

2

Atmen Sie tief in den Brustkorb ein, und heben Sie das Brustbein dabei etwas an. Ziehen Sie währenddessen die Arme sanft nach hinten.

Halten Sie Lendenwirbelsäule und Becken stabil, und bewegen Sie sich nur aus dem oberen Teil der Wirbelsäule heraus.

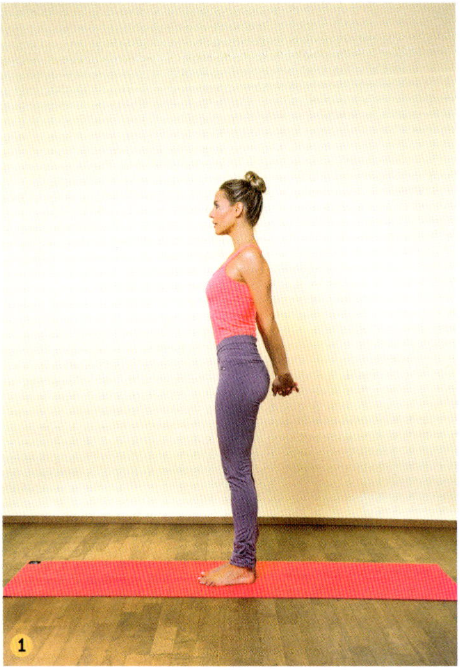

Ausgangsposition

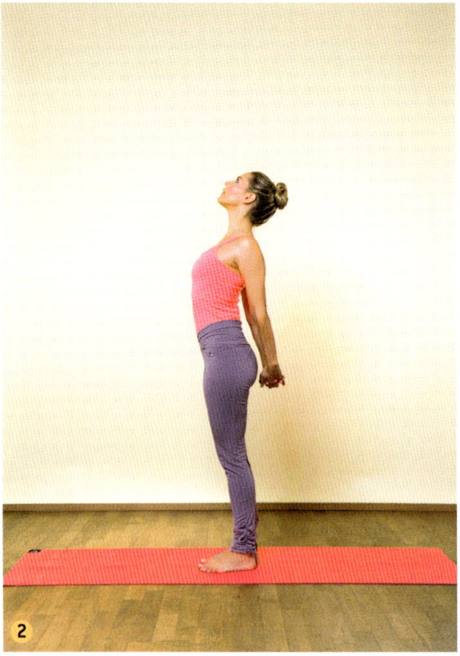

Einatmen

Info

Die meisten Menschen atmen zu flach, was leicht zu Verspannungen führen kann.
Die tiefe Atmung in den Brustkorb hält diesen flexibel und richtet die Wirbelsäule auf. Es lohnt sich also, sie auch im Alltag zu praktizieren, um Rückenschmerzen vorzubeugen.
Außerdem beruhigt eine tiefe, bewusste Atmung den Geist und das Nervensystem!

3

Beugen Sie leicht die Knie, und falten Sie den Rumpf ausatmend über die Beine. Die Arme ziehen über den Kopf.

Versuchen Sie dabei, Ihren Bauch so nahe wie möglich in Richtung der Oberschenkel zu bekommen.

Hinweis: Wenn es Ihnen gelingt, den Bauch auf die Oberschenkel zu bringen, können Sie die Knie selbstverständlich auch strecken!

4

Richten Sie nun einatmend den Oberkörper wieder auf; die Hände bleiben hinter dem Rücken verzahnt.

Wiederholen Sie die Abfolge fünfmal.

Wichtig: Achten Sie darauf, dass Ihr Nacken die gesamte Übung hindurch möglichst entspannt bleibt.

Tipp

Wenn Ihre rückseitige Oberschenkelmuskulatur sehr steif ist – was bei vielen Ausdauersportlern wie Läufern oder Radfahrern oft der Fall ist –, genießen Sie die Dehnung in der nach vorne gebeugten Position ruhig etwas länger.

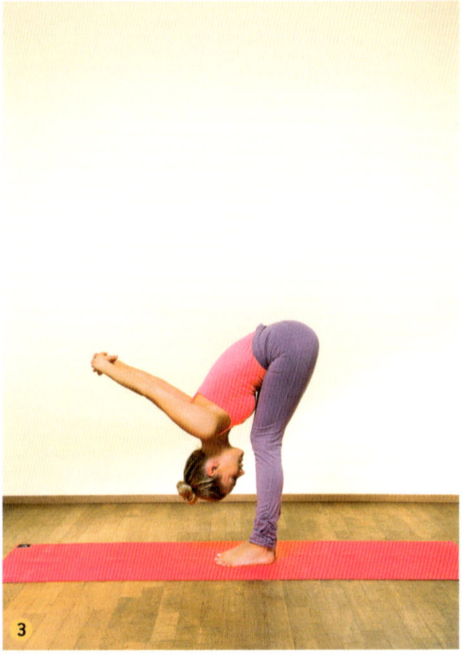

Ausatmen

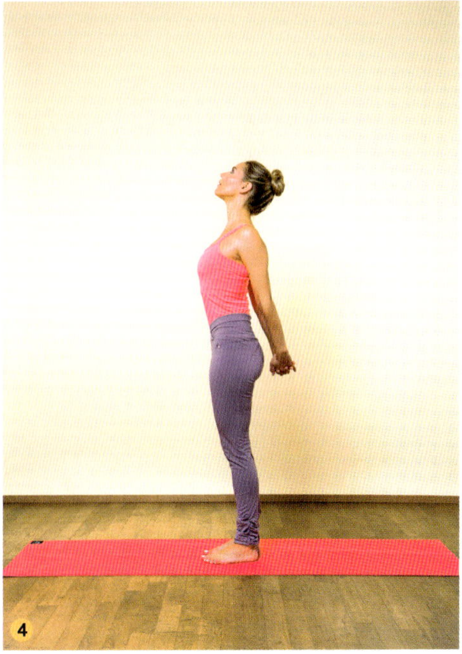

Einatmen

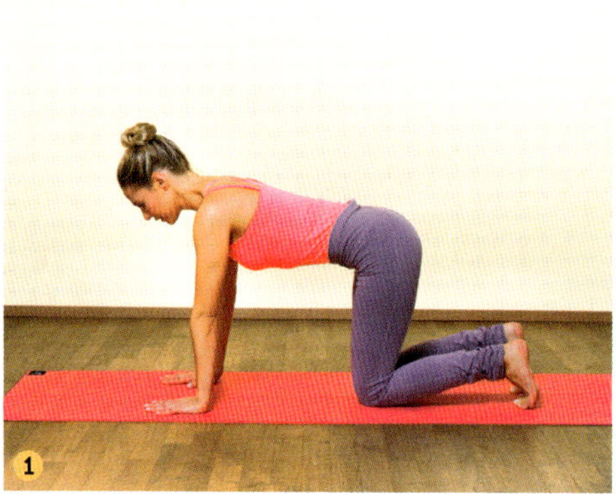

Ausgangsposition

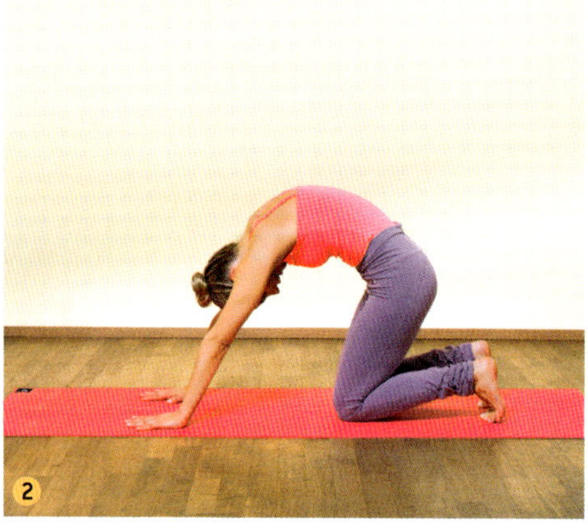

Ausatmen

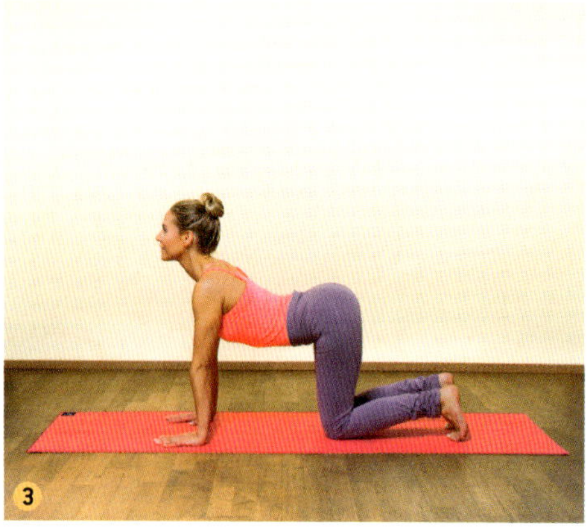

Einatmen

Katze

1

Ausgangsposition: Vierfüßler – die Hände sind weit aufgefächert unter den Schultern, die Knie leicht geöffnet unter den Hüftgelenken. Der Kopf befindet sich in Verlängerung der Wirbelsäule.

2

Verlagern Sie nun ausatmend Ihr Gewicht etwas nach hinten auf die Knie, und runden Sie den Rücken von unten nach oben, vom Steißbein bis zum Kopf.

3

Einatmend verlagern Sie Ihr Gewicht wieder nach vorne auf die Hände und beugen die Wirbelsäule nach unten.

Konzentrieren Sie sich dabei auf den mittleren Teil der Wirbelsäule, genauer gesagt auf die Brustwirbelsäule.

Wiederholen Sie die Abfolge fünfmal.

Tipp
Stellen Sie sich beim Bewegen der Wirbelsäule eine Katze vor, die ihren Schwanz abwechselnd einrollt und wieder nach oben streckt, Wirbel für Wirbel – vom Steißbein bis zum letzen Halswirbel!

4

Bringen Sie die rechte Hand zur rechten Schulter, und ziehen Sie sie leicht nach oben. Der Blick geht auf die rechte Seite.

5

Strecken Sie den Arm nun einatmend zur Decke aus. Achten Sie darauf, dass der Nacken dabei möglichst entspannt bleibt.

6

Führen Sie den gestreckten rechten Arm ausatmend unter dem Körper hindurch nach links. Der Arm schwebt hier knapp über dem Boden, die Handfläche zeigt nach oben. Der linke Arm darf dabei gebeugt werden.

Wiederholen Sie diese Drehungen nach rechts oben und links unten fünfmal. Machen Sie die Übung dann mit dem linken Arm.

Info

Die natürliche Krümmung der Wirbelsäule wird durch bestimmte Tätigkeiten oft negativ beeinflusst. Bei Schreibtischtätern verstärkt sich z.B. oft die Rundung der Brustwirbelsäule durch die leicht nach vorne gebeugte Haltung. Um dem entgegenzuwirken, ist eine regelmäßige Mobilisation der Wirbelgelenke unerlässlich!

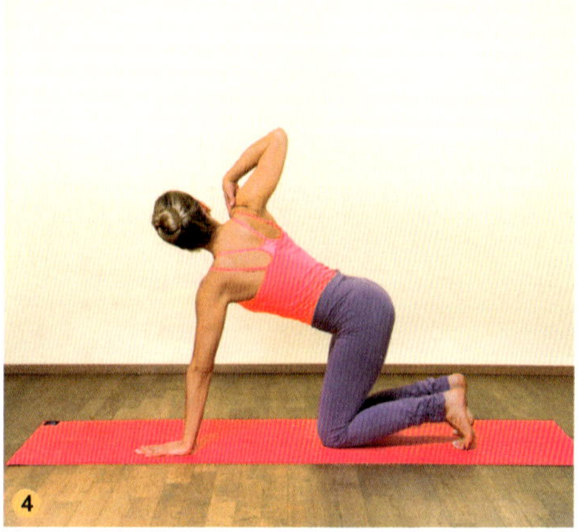

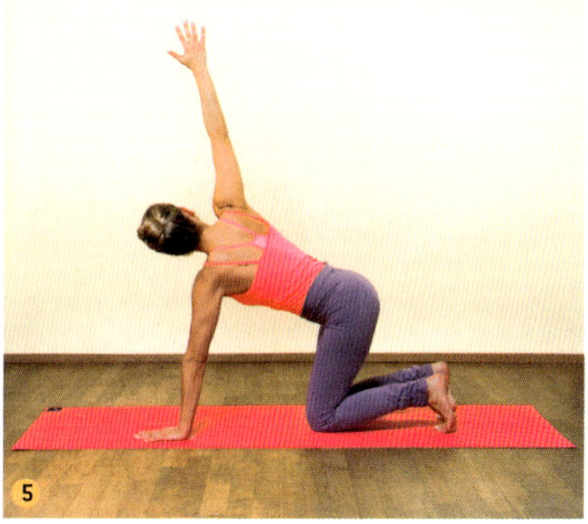

Einatmen

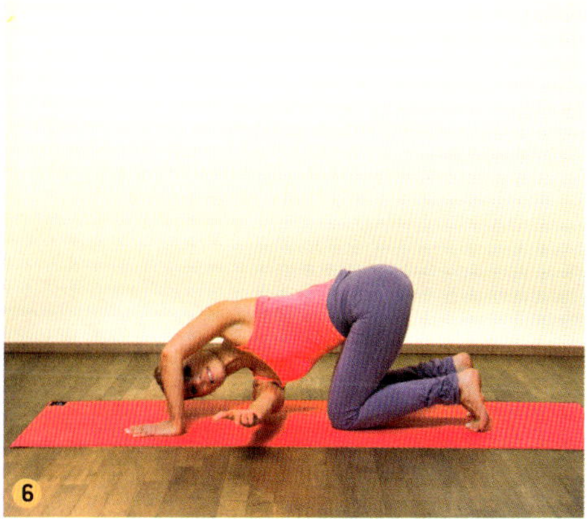

Ausatmen

Aller guten Dinge sind 6 – die Basisprogamme

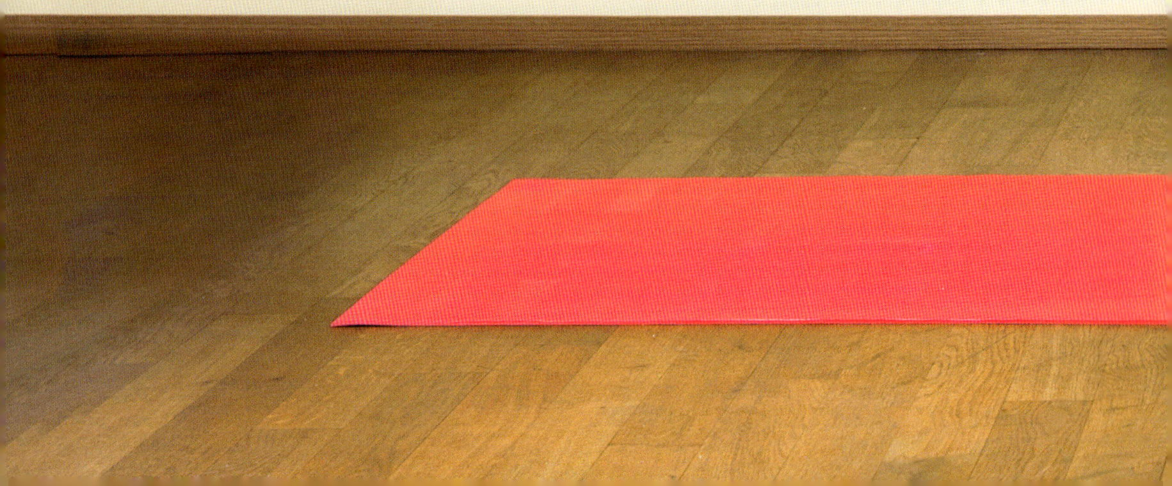

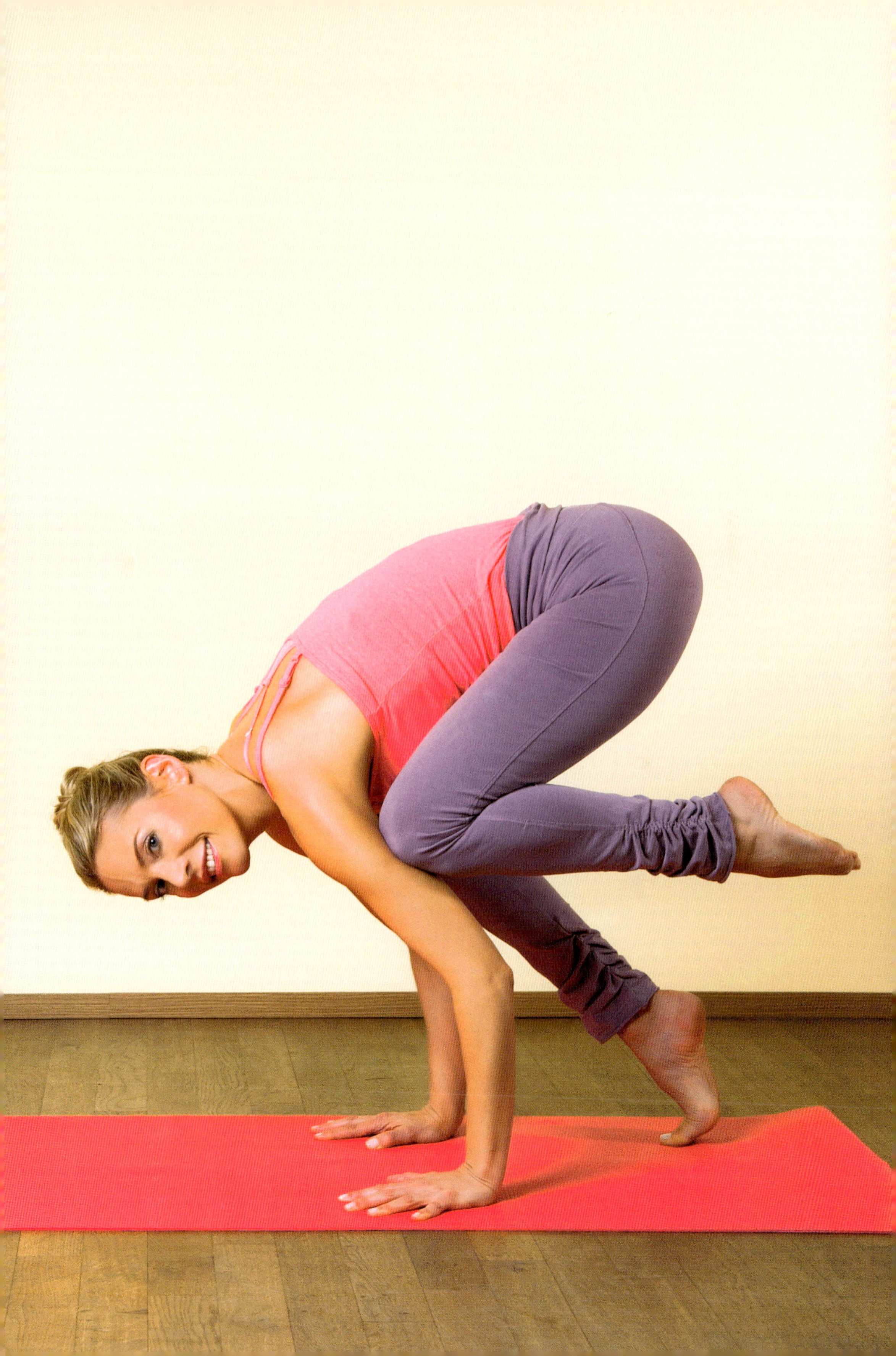

Aller guten Dinge sind 6 – die Basisprogamme

Programm 1: Nacken und Rücken

Nacken- und Rückenbereich verspannen bei vielen Menschen häufig, vor allem wenn sie lange sitzen oder einseitig-belastende Tätigkeiten aus-

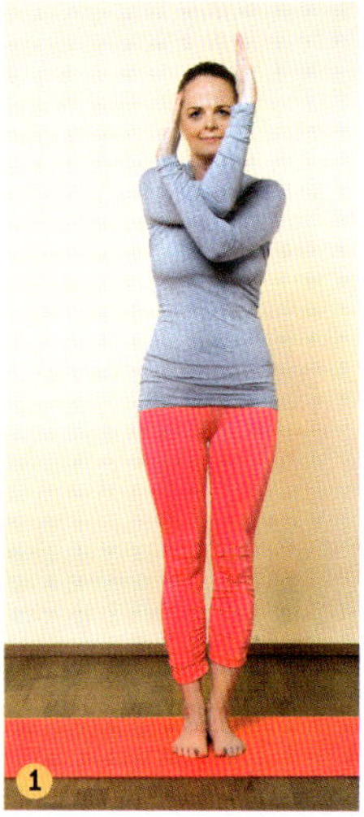

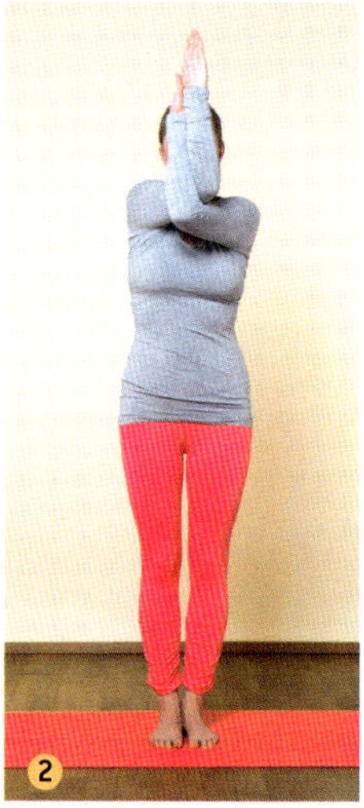

Ausgangsposition

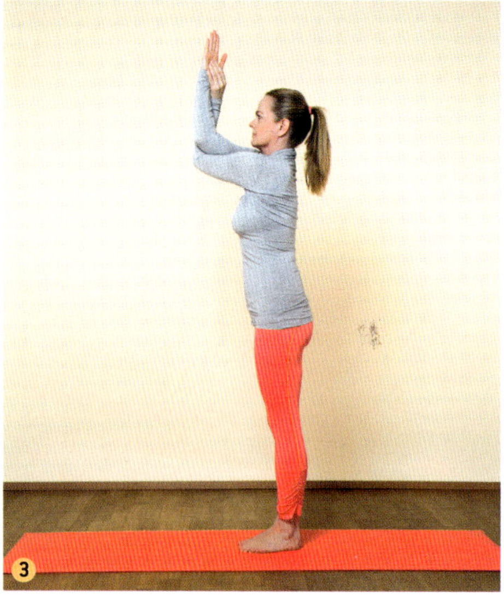

Einatmen

Adler

1

Ausgangsposition: Aufrechter Stand mit geschlossenen oder hüftbreit geöffneten Beinen. Die Wirbelsäule ist aufgerichtet.

Der rechte angewinkelte Oberarm liegt auf dem linken angewinkelten Oberarm, die Handflächen zeigen nach außen und die Daumen zum Gesicht.

2

Kreuzen Sie nun die Hände, und bringen Sie die Handflächen zueinander, so gut es geht.

Hinweis: Bei sehr muskulösen oder unbeweglichen Schultern ist es oft schwer, die Handflächen zusammenzubringen. Sie können daher auch untereinander sein.

3

Drücken Sie die Unterarme gegeneinander, und heben Sie sie leicht einatmend nach oben. Schultern und Schulterblätter ziehen währenddessen nach hinten.

führen. Ob es nun oben oder unten zwickt: Ein Mix aus Lockerung, Mobilisation und Kräftigung schafft oft Linderung und beugt zudem Beschwerden vor. Denn ein starker Rücken ist die beste Verteidigung gegen Schmerzen – und schön ist er außerdem!

4

Beugen Sie mit der Ausatmung die Knie, runden Sie den oberen Teil des Rückens. Die Ellenbogen ziehen Sie zum Bauchnabel.

Richten Sie einatmend die Wirbelsäule auf, ziehen Sie die verschränkten Arme erneut nach oben in Richtung Decke, während die Schultern nach unten und leicht nach hinten ziehen.

Wiederholen Sie diese Abfolge fünfmal.

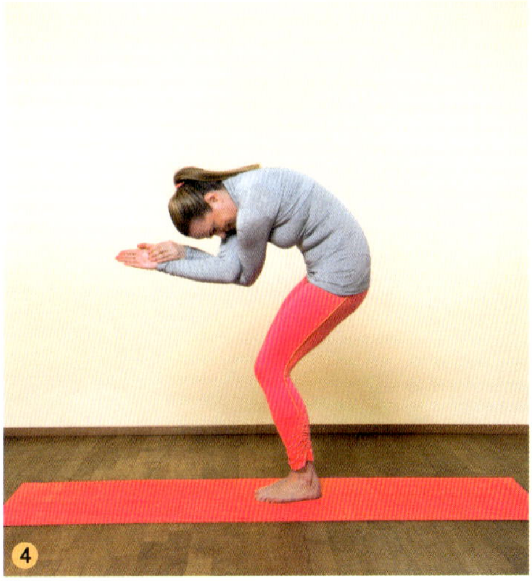

Ausatmen

5

Öffnen Sie die Beine, und lassen Sie Oberkörper, Arme und Kopf locker aushängen.

Richten Sie sich danach wieder zum Stehen auf und wiederholen Sie die Abfolge mit dem linken Arm über dem rechten.

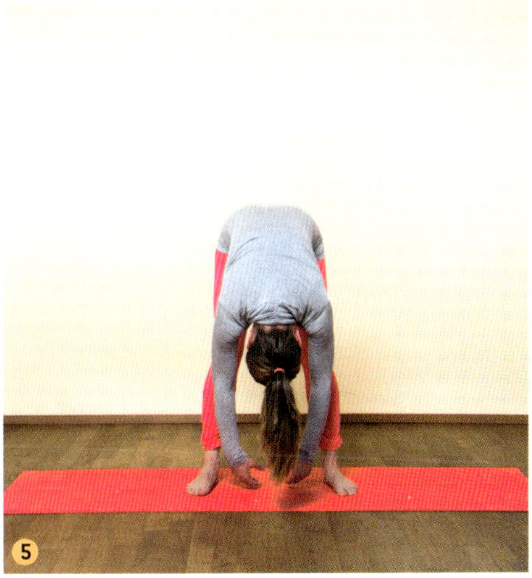

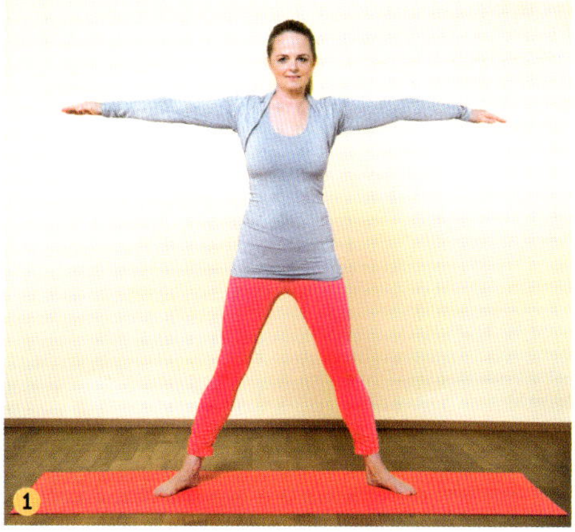

Ausgangsposition

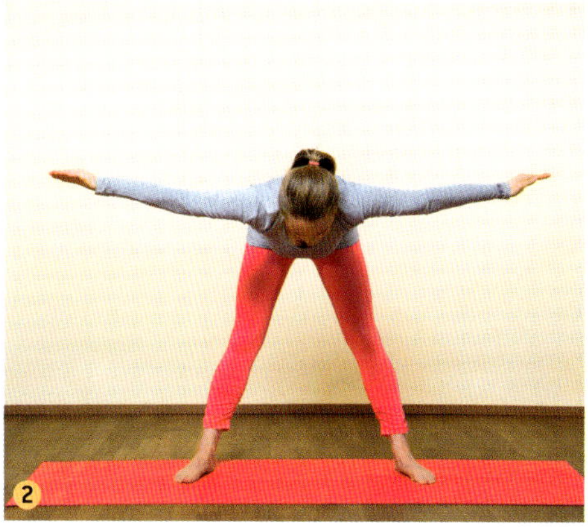

Fünf Atemzüge lang halten

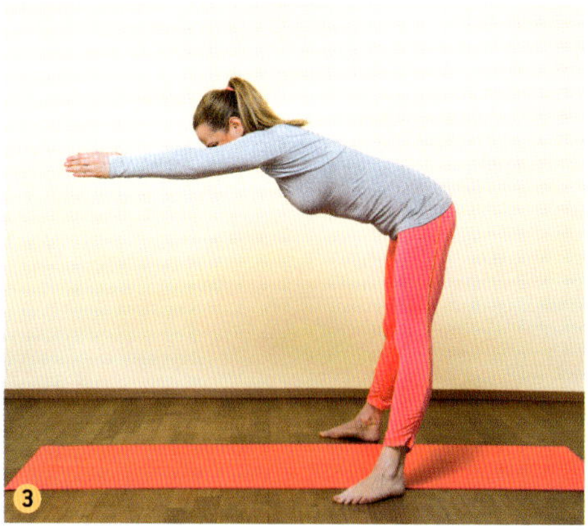

Challenge

Winkel

1

Ausgangsposition: Weit ausgestellte, leicht gebeugte Beine, die Zehenspitzen zeigen nach außen. Die Knie befinden sich über den Sprunggelenken.

Die Arme sind zur Seite angehoben und leicht angespannt.

2

Ziehen Sie die Schulterblätter sanft zueinander, spannen Sie den Bauch an, und senken Sie den Rumpf parallel zum Boden, ohne dabei den Rücken zu runden.

Das Becken geht währenddessen etwas nach hinten.

Bleiben Sie für fünf Atemzüge in dieser Position, und achten Sie darauf, die Wirbelsäule gestreckt zu halten.

Hinweis: Bei genug Flexibilität in den Beinrückseiten können die Beine auch ganz gestreckt werden. Die Oberschenkel sind dann angespannt.

3

Challenge: Noch ein bisschen anstrengender wird es, wenn Sie die Arme langsam nach vorne neben die Ohren ausstrecken. Aber bitte nur so weit, dass der Nacken dabei nicht verspannt.

Vogel

1

Ausgangsposition: Bauchlage mit den Armen neben dem Körper. Der Kopf ist leicht angehoben, der Blick geht zum Boden. Das Schambein zieht zum Bauchnabel, um den unteren Rücken zu stabilisieren.

Erinnerung: Denken Sie an die Bandhas, um die Körpermitte aktiv zu halten (s. 4. Säule).

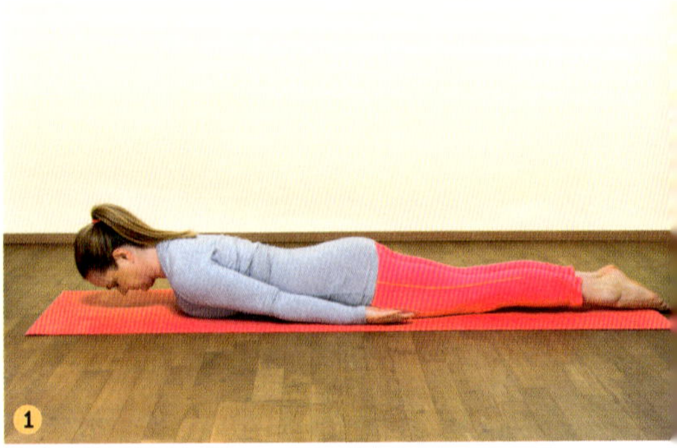

Ausgangsposition

2

Heben Sie nun einatmend Arme, Beine und den Rumpf leicht vom Boden ab. Der Kopf bleibt stets in der Verlängerung zur Wirbelsäule. Die Schultern ziehen nach hinten, die Schulterblätter leicht zueinander.

Wichtig: Das Gesäß nicht zusammenkneifen, sondern stattdessen Bauch und Oberschenkelmuskulatur aktivieren.

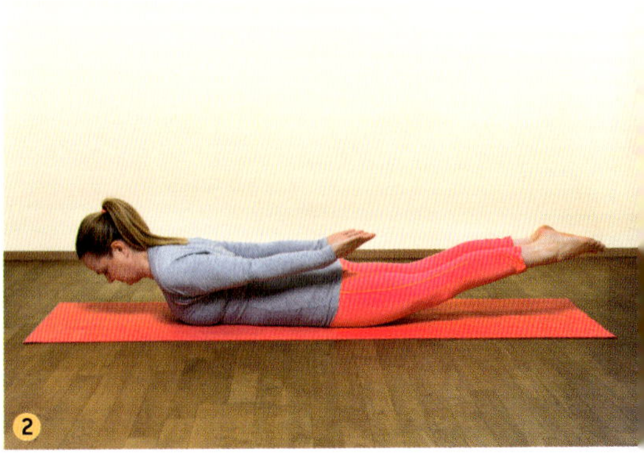

Fünf bis zehn Atemzüge lang halten

3

Challenge: Wenn Sie im Nacken nicht verspannen, können Sie die Übung intensivieren, indem Sie die Arme neben dem Kopf anwinkeln oder sogar nach vorne strecken.

Bleiben Sie für fünf bis zehn Atemzüge in dieser Position.

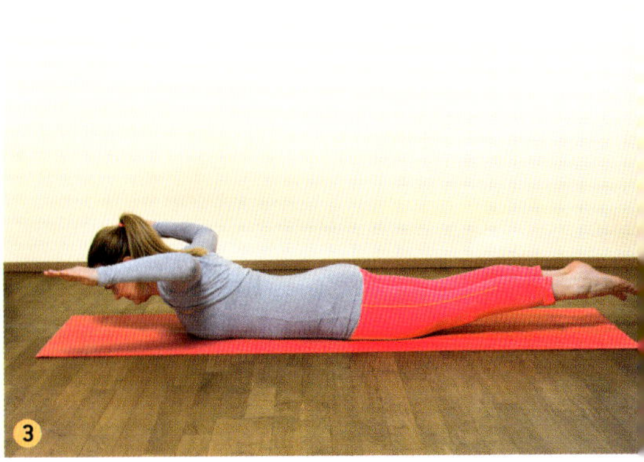

Challenge

Twist

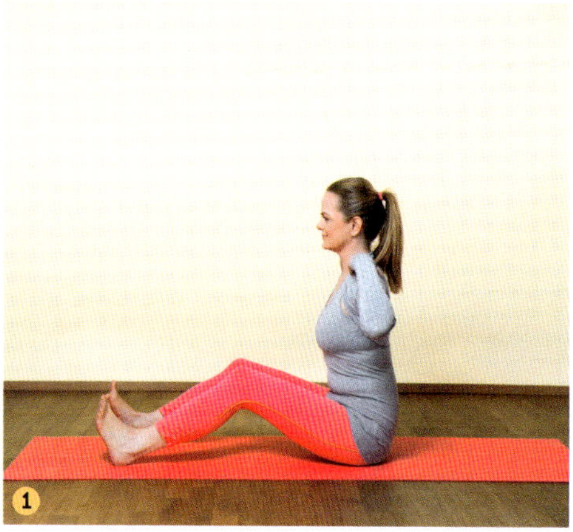

Ausgangsposition

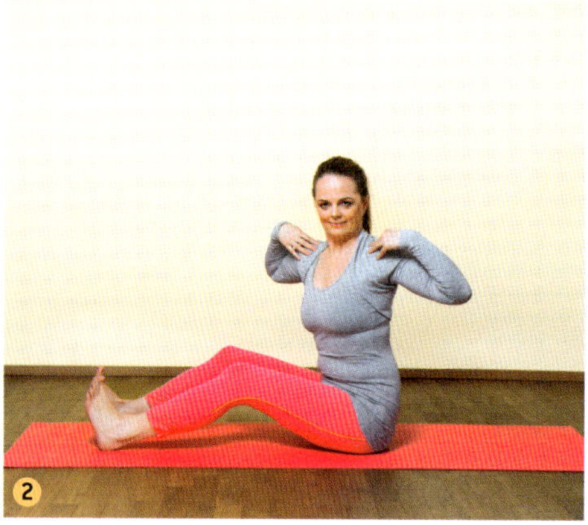

Ausatmen

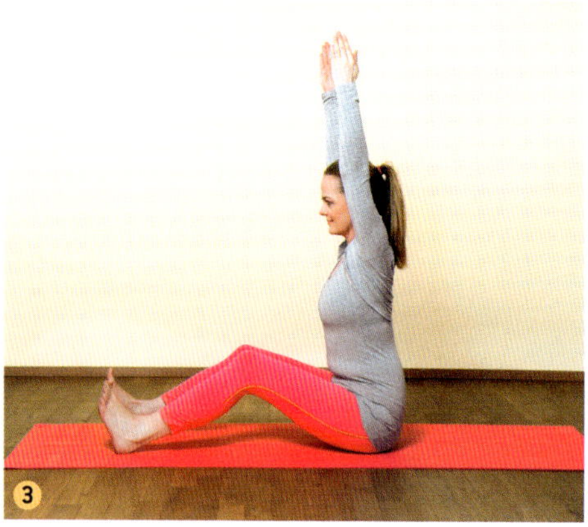

Challenge

1

Ausgangsposition: Aufrechter Sitz mit leicht angewinkelten Knien. Die Zehenspitzen ziehen zum Körper. Die Hände liegen locker auf den Schultern.

Ziehen Sie die Schulterblätter leicht zueinander.

2

Drehen Sie nun ausatmend den oberen Teil des Rumpfes (also die Brustwirbelsäule) zu einer Seite. Unterhalb des Bauchnabels bleibt der Körper stabil, d.h. er dreht nicht mit.

Drehen Sie einatmend wieder zurück zur Mitte und dann ausatmend auf die andere Seite usw.

Wiederholen Sie diese Abfolge sechs- bis zehnmal.

3

Challenge: Sie können die Übung mit zur Decke gestreckten Armen machen, sofern der Rumpf aufgerichtet bleibt und der Nacken nicht verspannt.

Tipp
Diese Übung ist auch hervorragend für eine gute Haltung. Sie tut nicht nur innerhalb des Trainings gut, sondern auch mal zwischendurch, wenn man viel vor dem Schreibtisch oder im Auto gesessen ist!

Sitzende Vorbeuge

1

Setzen Sie sich auf den Boden und strecken Sie die Arme nach vorne, als würde Sie jemand an den Händen ziehen. Die Sitzbeinhöcker schieben Sie währenddessen nach hinten. Der Kopf bleibt in Verlängerung der Wirbelsäule.

2

Greifen Sie nun mit den Händen die Füße oder Knöchel von außen, ziehen Sie die Schultern weg von den Ohren nach hinten, und strecken Sie erneut den Rücken.

Wichtig: Der Oberkörper faltet sich über die Beine, anstatt sich zu runden.

3

Lassen Sie dann den Kopf locker nach unten sinken. Beine und Arme bleiben aktiviert.

Bleiben Sie für fünf Atemzüge in der Haltung.

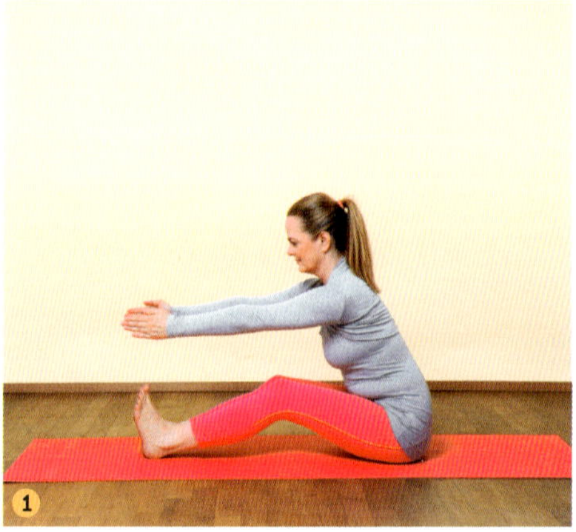

Ausgangsposition

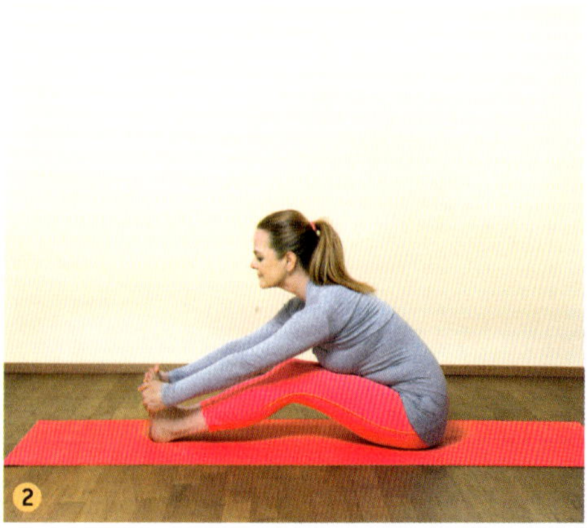

Einatmen

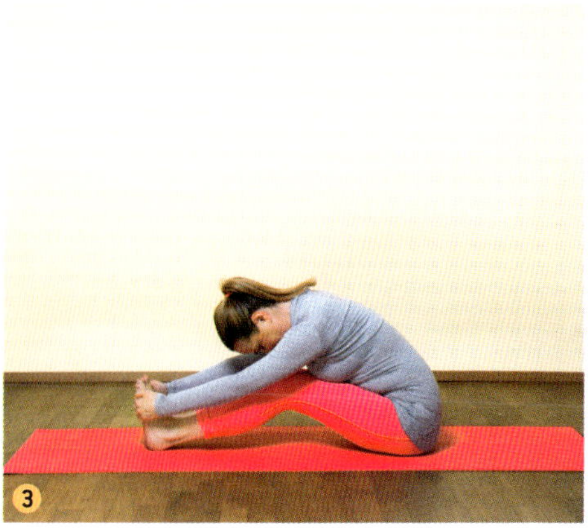

Ausatmen

Info

Vorbeuge ist nicht gleich Vorbeuge! Im Alltag runden wir den Rücken, vor allem die Brustwirbelsäule und verstärken diesen »natürlichen Buckel« dadurch stetig mehr. Im Yoga wirken wir dagegen, indem wir die Wirbelsäule beim Vorbeugen lang, sprich möglichst gestreckt halten.

Programm 2: Arme und Schultern

Eine starke Schulterpartie durch gezielte Yogaübungen ist weit entfernt von Bodybuilder-Körpern, an die manche jetzt vielleicht denken. Beim Yoga

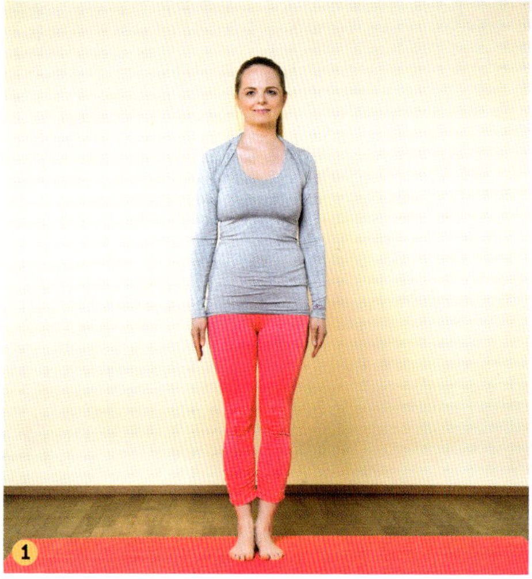

Ausgangsposition

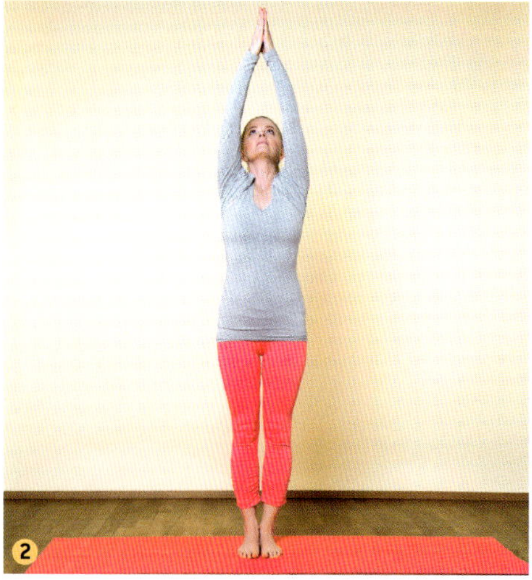

Einatmen

Berg

1

Ausgangsposition: Aufrechter Stand mit geschlossenen oder hüftbreit geöffneten Beinen. Das Gewicht ist gleichmäßig auf beide Füße verteilt.

Die Oberschenkel sind angespannt. Die Wirbelsäule ist aufgerichtet, der Blick richtet sich gerade nach vorn.

2

Heben Sie einatmend die Arme über die Seiten gestreckt über den Kopf, und drücken Sie die Außenkanten der Hände aufeinander, während der Nacken entspannt bleibt. Der Blick geht nach oben zu den Daumen.

Hinweis: Wenn der Nacken hierbei verspannt, beugen Sie die Ellenbogen oder heben Sie die Arme nicht senkrecht nach oben, sondern leicht schräg nach vorne.

werden Sie vielmehr Ihren Arm- und Schulterbereich sanft definieren und straffen. Und ganz nebenbei wird Ihnen vieles im Alltag leichter fallen, z.B. Wasserkästen oder Einkaufstüten nach Hause zu schleppen. Und das ist ja auch nicht schlecht!

3

Senken Sie nun die Arme ausatmend über die Seite, bis sie parallel zum Boden schweben. Die Handflächen zeigen in dieser Position nach oben. Der Blick richtet sich wieder nach vorn.

Wiederholen Sie die Abfolge fünfmal, und verweilen Sie abschließend für zehn Atemzüge in der angehobenen Position (siehe Bild 2).

4

Öffnen Sie die Beine, und lassen Sie den Oberkörper locker nach unten aushängen.

Info

Richtiges Stehen ist gar nicht so einfach. Beobachten Sie einmal die Menschen um sich herum oder sich selbst: Manche neigen dazu, ein Hohlkreuz zu machen, andere ziehen unbewusst die Schultern nach vorne, wieder andere überstrecken den Hals. Die »Berg«-Position schafft ein gutes Bewusstsein für einen geraden und aufrechten Stand.

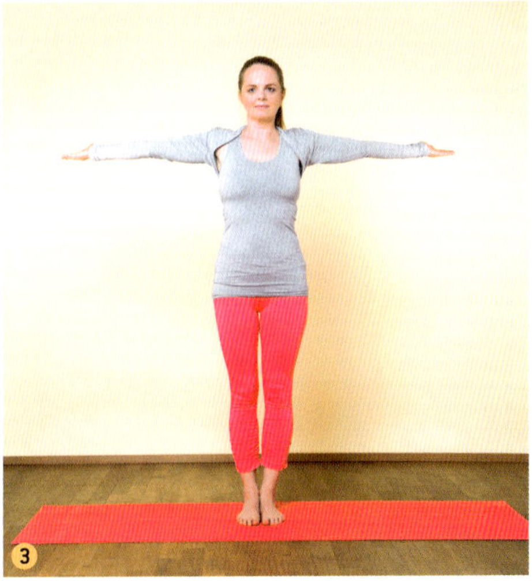

Ausatmen

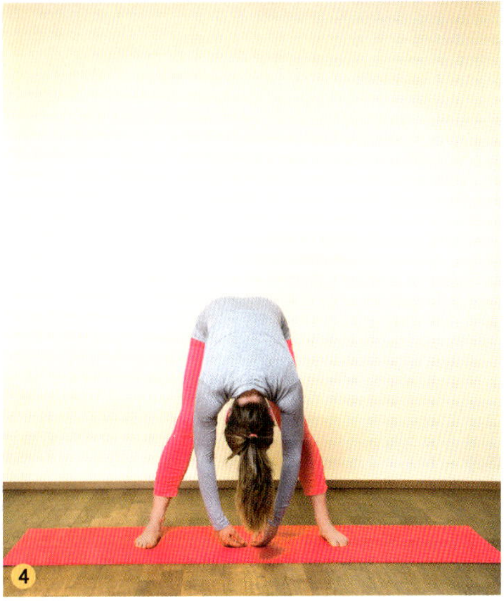

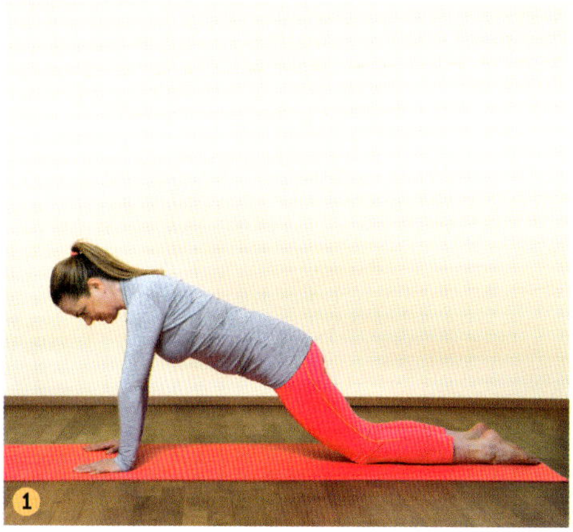

Ausgangsposition

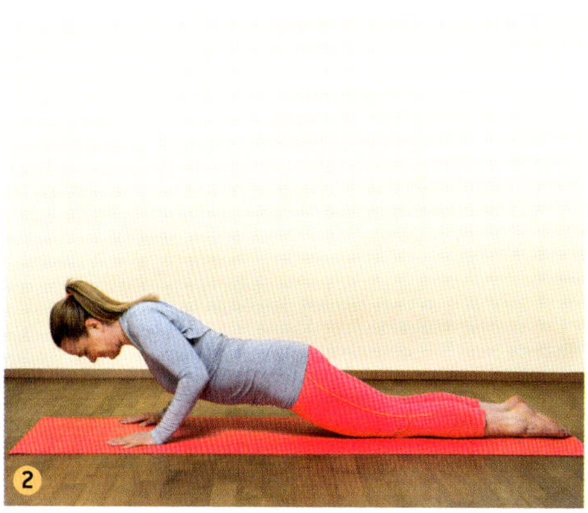

Einatmen

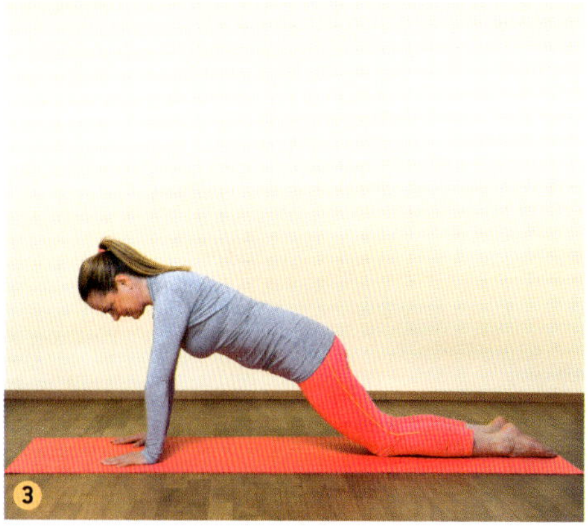

Ausatmen

Push up

1

Ausgangsposition: Vierfüßler mit nach hinten versetzten Knien. Die Hände befinden sich direkt unter den Schultern. Der Körper bildet von den Kniekehlen bis zum Kopf eine diagonale Linie. Das Schambein zieht sanft in Richtung Bauchnabel.

Erinnerung: Denken Sie an die Bandhas, um die Körpermitte aktiv zu halten (s. 4. Säule).

2

Beugen Sie einatmend beide Arme, während Ihr Oberkörper dabei leicht nach vorne zieht. Die Ellenbogen zeigen nach hinten, Rumpf und Becken bleiben stabil.

3

Drücken Sie ausatmend fest gegen den Boden, bis sich die Arme wieder strecken. Halten Sie die Körpermitte dabei stabil, und halten Sie den Kopf in der natürlichen Verlängerung der Wirbelsäule.

Beugen und strecken Sie die Arme fünf- bis zehnmal.

Delfin

1

Ausgangsposition: Vierfüßler auf den Unterarmen. Die Ellenbogen befinden sich direkt unter den Schultern.

2

Setzen Sie nacheinander die Füße nach hinten, sodass sich der Körper von den Fersen bis zur Kopfkrone in einer geraden Linie parallel zum Boden befindet. Die Schultern ziehen von den Ohren weg in Richtung Becken.

3

Heben Sie nun einatmend das Becken nach oben zur Decke, während der Kopf in Richtung Boden sinkt. Die Beine bleiben dabei gestreckt und aktiviert.

Senken Sie das Becken ausatmend wieder so weit nach unten, bis der Körper parallel zum Boden schwebt.

Wiederholen Sie die Abfolge fünf- bis zehnmal.

Wichtig: Achten Sie bei der Übung darauf, dass sie in der Position, in der der Körper parallel zum Boden schwebt (siehe Bild 2), nicht ins Hohlkreuz ausweichen. Die gehaltenen Bandhas sind dabei hilfreich, da sie den Rumpf stabil halten!

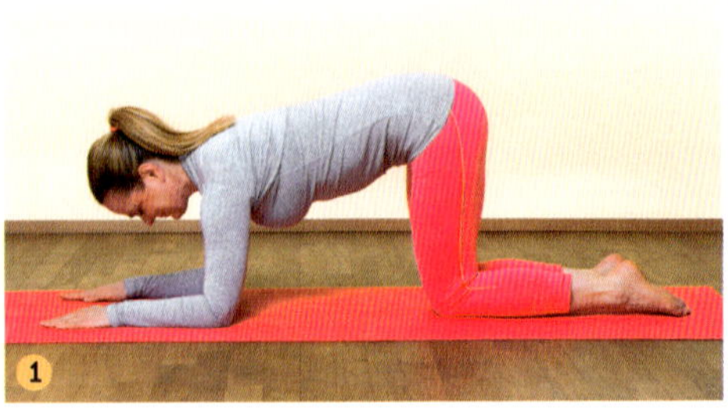

Ausgangsposition

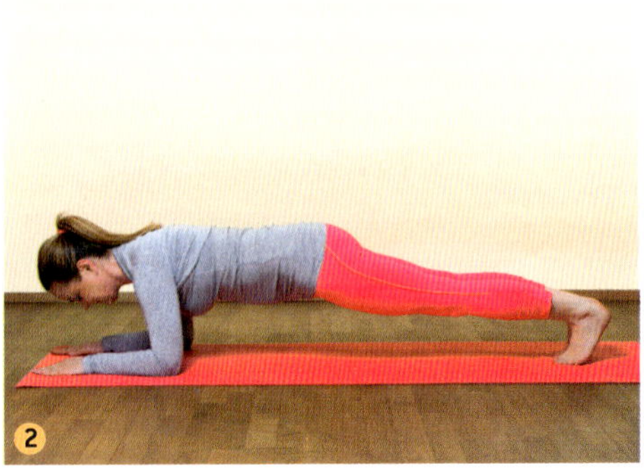

Ausatmen

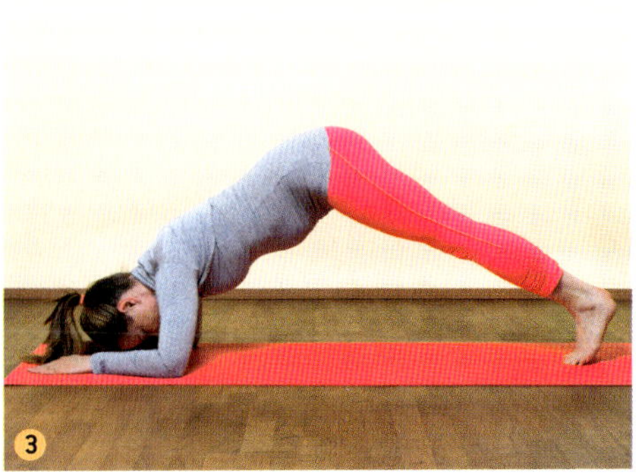

Einatmen

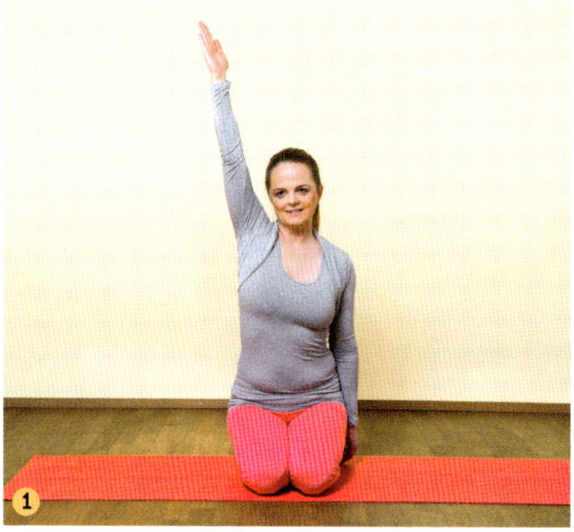

1

Ausgangsposition

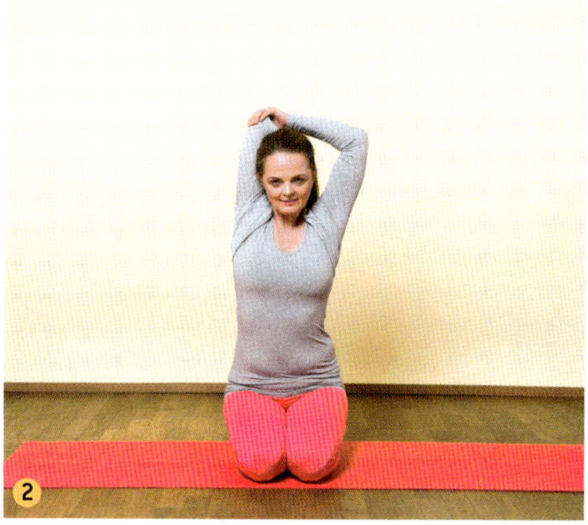

2

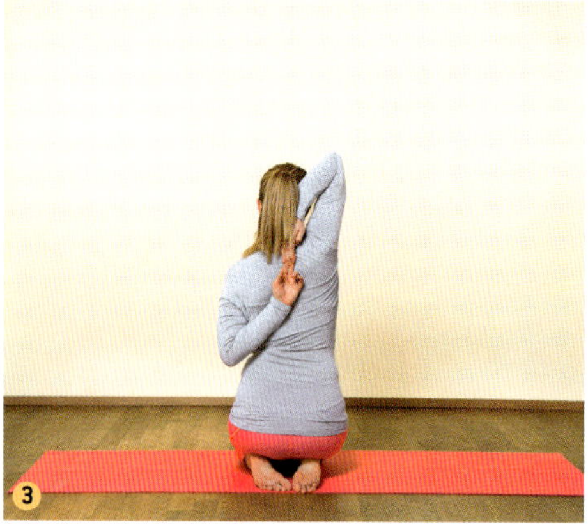

3

Fünf Atemzüge lang halten

Kuhgesicht

1

Ausgangsposition: Fersensitz mit aufgerichteter Wirbelsäule. Der rechte Arm ist nach oben gestreckt.

Hinweis: Wenn der Fersensitz unangenehm ist, können Sie sich auch auf eine gefaltete Decke oder auf einen Stuhl setzen.

2

Beugen Sie nun den rechten Arm, und drücken Sie mit der linken Hand sanft den Ellenbogen nach unten zwischen die Schulterblätter. Der Kopf bleibt dabei aufgerichtet und drückt leicht gegen die Arme.

3

Legen Sie den linken Handrücken auf den Rücken und schieben Sie ihn nach oben in Richtung rechte Hand. Vielleicht können Sie die Finger ja sogar ineinander verhaken?

Verweilen Sie für fünf Atemzüge in dieser Position und wechseln Sie dann die Arme.

Wiederholen Sie die Übung nach ein paarmal Schulterkreisen auf der anderen Seite.

Tisch

1

Ausgangsposition: Sitzposition mit aufgestellten Füßen. Die Hände sind hinter dem Körper platziert, die Finger nach vorn ausgerichtet.

2

Ziehen Sie die Schultern zurück, und drücken Sie einatmend Füße und Hände so kräftig in den Boden, dass sich das Becken parallel zum Boden hebt. Heben Sie auch den Brustkorb. Der Kopf bleibt dabei aufgerichtet, der Blick geht nach vorne.

Wichtig: Die Knie sind in der angehobenen Position möglichst über den Sprunggelenken.

3

Senken Sie nun ausatmend das Becken wieder fast bis zum Boden ab, wobei Sie die Schultern aktiv von den Ohren wegziehen.

Heben und senken Sie das Becken fünfmal, und halten Sie es dann für weitere fünf Atemzüge in der angehobenen Position.

Tipp
Wenn die Schultern sehr steif sind, kann es hilfreich sein, sich zwei gleich dicke Bücher oder Kaffeeblocks unter die Hände zu legen!

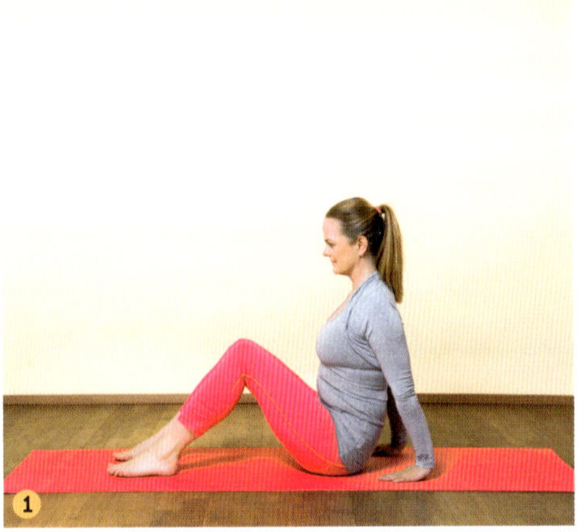

Ausgangsposition

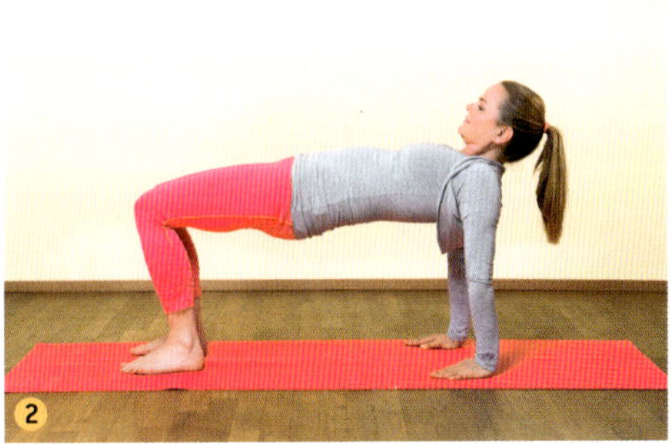

Einatmen

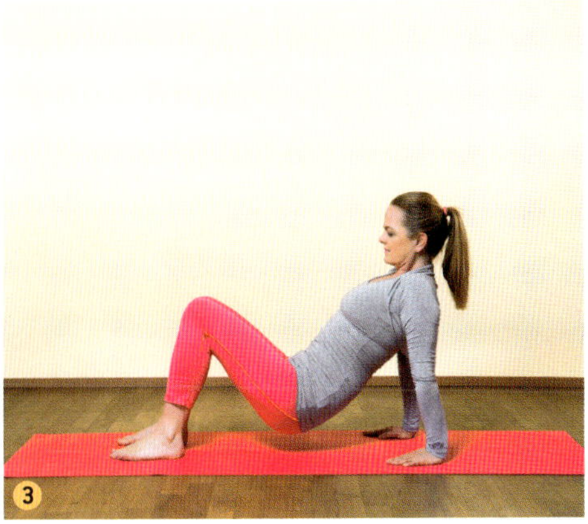

Ausatmen

Programm 3: Bauch und Taille

Ein straffer und starker Bauch steht bei Frauen wie Männern weit oben auf der Wunschliste. Er ist aber nicht nur optisch wünschenswert, sondern ist

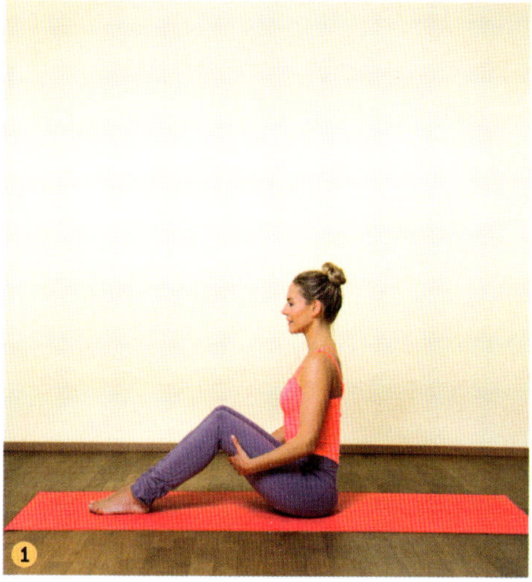

Ausgangsposition

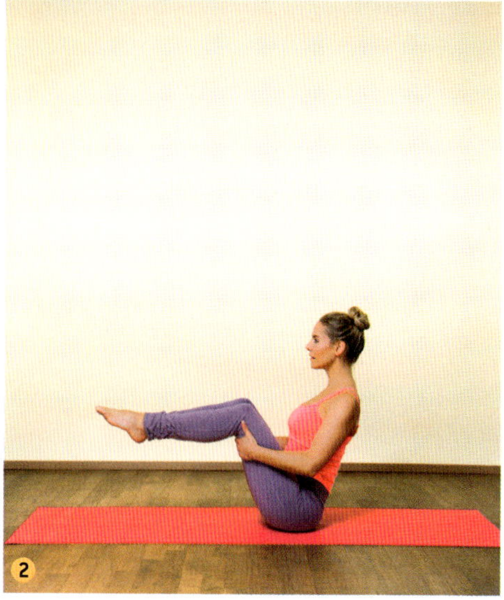

Boot

1

Ausgangsposition: Aufrechter Sitz mit aufgestellten Füßen. Die Hände greifen die Oberschenkel. Die Schultern ziehen sanft nach hinten, die Bauchmuskulatur ist aktiviert.

2

Neigen Sie den aufrechten Oberkörper leicht nach hinten, bis Sie zwischen Sitzbeinhöckern und Steißbein sitzen, und heben Sie die Unterschenkel parallel zum Boden.

Info

Ein klassisches Sixpack (bei dem die Muskelbäuche zu sehen sind) bekommen Sie durch reines Bauchtraining übrigens nicht immer. Das ist oft nur in Kombination mit spezieller Ernährung möglich, die das Unterhautfettgewebe reduziert, das es sich auf den Muskeln bequem macht und sie dadurch »versteckt«.

Ob dies die Mühe wert ist, müssen Sie selbst entscheiden. Eine starke und straffere Körpermitte bekommen Sie mit den folgenden Übungen aber auf jeden Fall!

auch essentiell wichtig, um den Rumpf stabil und aufrecht zu halten und damit Rückenschmerzen vorzubeugen. Für die Gesundheit der Wirbelsäule sind die Bauchmuskeln also ebenso wichtig wie starke Rückenmuskeln. Sie bilden gemeinsam eine Art Stützkorsett!

3

Strecken Sie die Arme nach vorne aus. Bringen Sie Bauch und Oberschenkel möglichst nahe zueinander, und strecken Sie die Wirbelsäule.

Bleiben Sie für fünf Atemzüge in dieser Position, und wiederholen Sie die Übung noch einmal nach einer kurzen Pause.

4

Challenge: Wenn Sie die Arme nach oben zur Decke anheben, wird es noch etwas anstrengender! Ihr Nacken darf dabei aber nicht verspannen!

Info
Beim »Boot« werden nicht nur die Bauchmuskeln gekräftigt, sondern auch der untere Rücken. Außerdem wird der Gleichgewichtssinn trainiert.

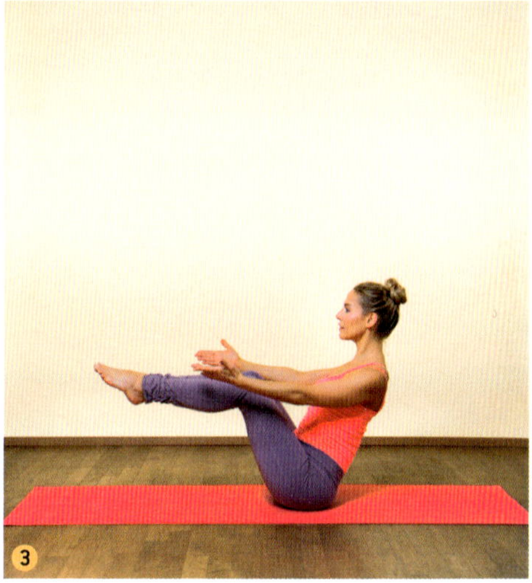

Fünf Atemzüge lang halten

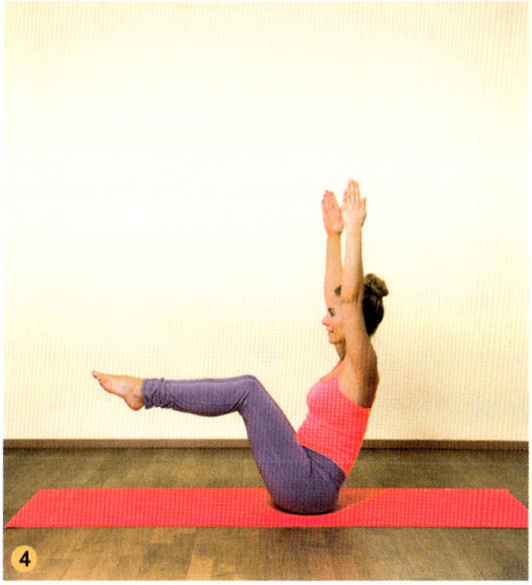

Challenge

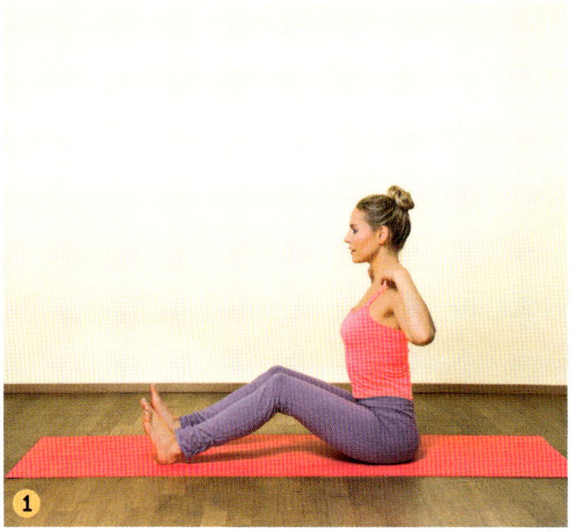

Ausgangsposition

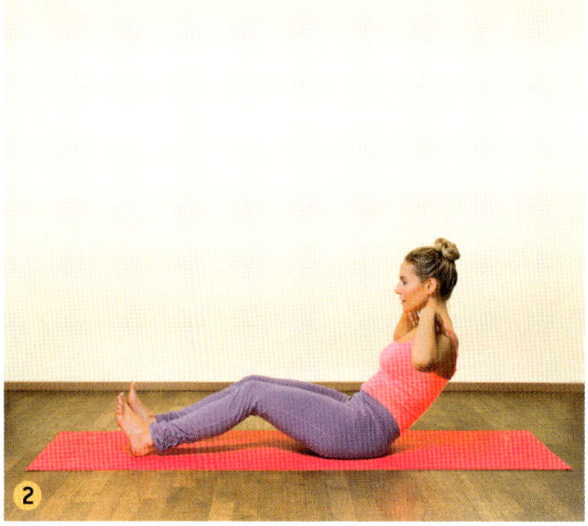

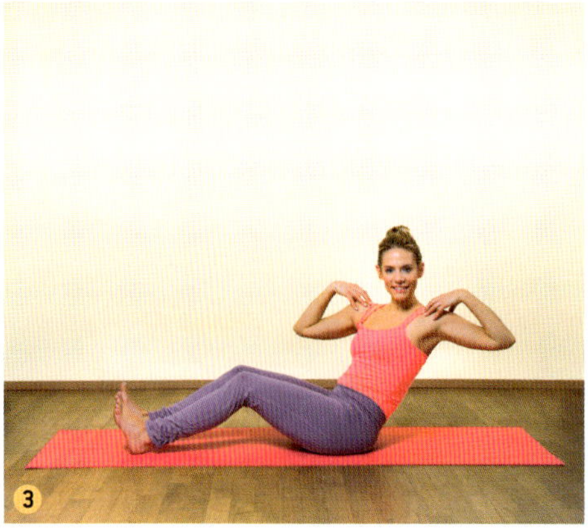

Ausatmen

Drehmoment

1

Ausgangsposition: Aufrechter Sitz auf den Sitzbeinhöckern. Die Fersen sind aufgestellt, die Hände liegen an den Schultern.

2

Ziehen Sie das Schambein kräftig hoch zum Bauchnabel, und rollen Sie hinter die Sitzbeinhöcker. Der obere Teil der Wirbelsäule bleibt dabei aufgerichtet.

3

Drehen Sie nun den Oberkörper ausatmend aus der Brustwirbelsäule heraus nach rechts.

Anschließend einatmend wieder zurück und ausatmend nach links drehen etc. Der Rumpf bleibt dabei nach hinten geneigt.

Wiederholen Sie diese Abfolge sechsmal.

Challenge: Noch intensiver wird es, wenn Sie bis auf das Kreuzbein rollen. Wichtig ist, dass Sie spüren können, wie die Bauchmuskeln arbeiten, dabei aber noch kontrolliert und langsam atmen können.

Info

Durch das Drehen des Rumpfes werden neben den geraden Bauchmuskeln auch die schrägen gestärkt.

Klappmesser

1

Ausgangsposition: Rückenlage mit den Händen unter dem Gesäß. Die Beine sind senkrecht zur Decke gestreckt, die Zehenspitzen ziehen zum Körper.

Hinweis: Wenn es Ihnen schwerfällt, die Beine ganz zu strecken, beugen Sie sie etwas.

2

Senken Sie ausatmend beide Beine langsam so weit in Richtung Boden, bis die Bauchmuskeln gut zu spüren sind, aber die Wirbelsäule stabil bleibt.

Bringen Sie einatmend die Beine wieder nach oben in die Ausgangsposition.

Senken und heben Sie die Beine fünf- bis zehnmal.

3

Ausgleichsposition: Ziehen Sie Ihre Knie zur Brust, und schaukeln Sie kurz von Seite zu Seite.

Hinweis: Wenn Sie schon lange nichts mehr für Ihre Bauchmuskeln getan haben, kann der Bauch schnell zu zittern beginnen. Geben Sie nicht auf, denn mit jedem Mal wird es leichter – versprochen!

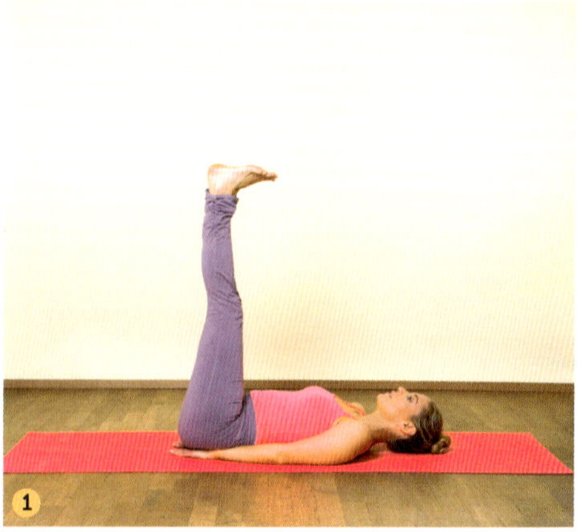

Ausgangsposition

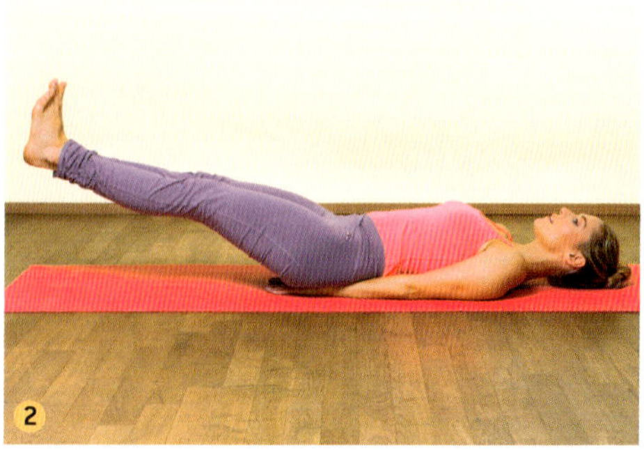

Ausatmen

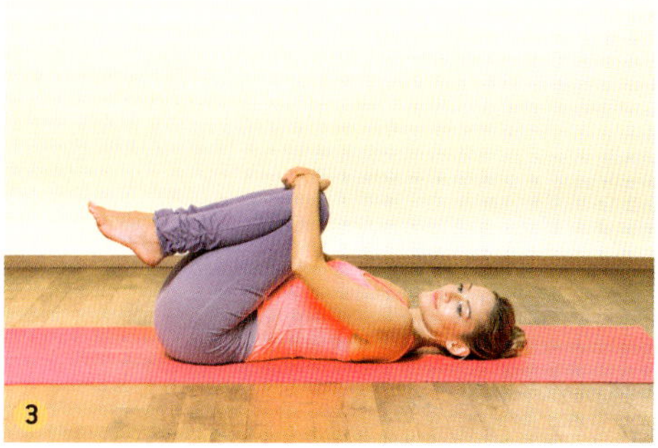

Ausgleichsposition

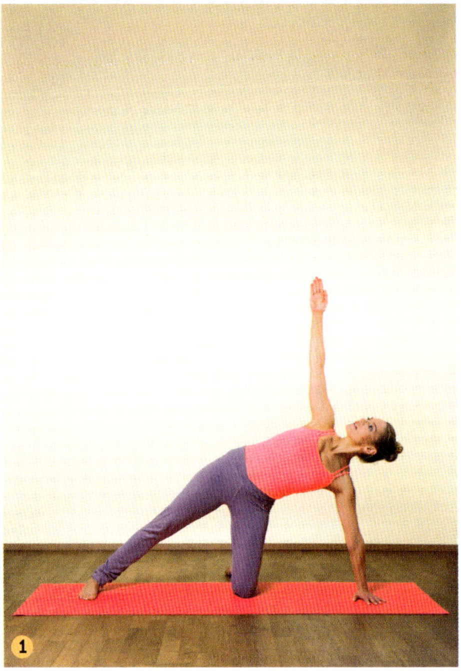

Ausgangsposition

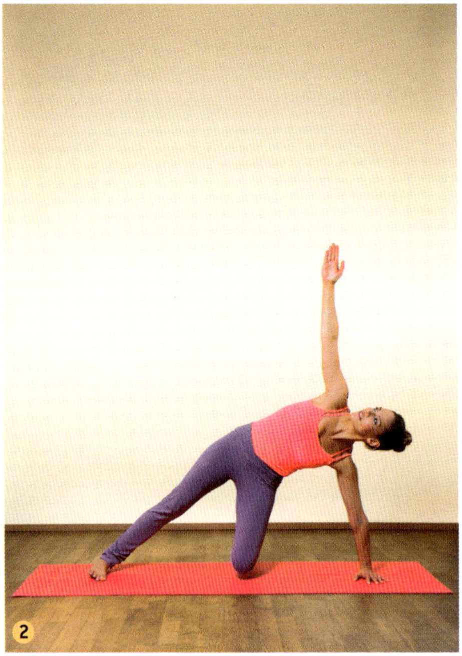

Ausatmen

Seitstütz

1

Ausgangsposition: Kniestand. Das rechte Bein ist zur Seite ausgestreckt, die linke Hand befindet sich unter der Schulter am Boden. Der rechte Arm ist zur Decke gestreckt. Der Körper bildet eine gerade Linie vom rechten Fuß bis zum Kopf.

Tipp
Stellen Sie sich vor, zwischen zwei ganz nahe beieinander stehenden Glasscheiben zu sein. Sie keinen Platz, nach vorn oder nach hinten auszuweichen.

2

Drücken Sie nun den linken Fuß und die linke Hand gleichzeitig fest in den Boden, bis sich das linke Knie etwas vom Boden löst. Schieben Sie dabei das Becken weit nach oben, bis Sie die Taillenmuskulatur gut spüren. Der Nacken bleibt dabei möglichst entspannt.

Senken und heben Sie das Knie fünf- bis zehnmal.

Wiederholen Sie die Übung auf der anderen Seite.

Beckenlift

1

Ausgangsposition: Bauchlage mit aufgestützten Unterarmen. Die Ellenbogen befinden sich direkt unter den Schultern, der Kopf ist in Verlängerung der Wirbelsäule.

2

Ziehen Sie mit der Ausatmung so fest das Schambein zum Bauchnabel, dass sich Becken, Hüften und Oberschenkel vom Boden lösen.

Senken und heben Sie Oberschenkel, Hüften und Becken fünfmal.

Bleiben Sie dann für weitere fünf Atemzüge in der angehobenen Position.

3

Bild Nummer 3 zeigt die falsche Ausführung: Das Durchhängen der Lendenwirbelsäule verhindert nicht nur ein effektives Arbeiten der Bauchmuskeln, sondern quetscht auch die Bandscheiben, was Rückenschmerzen verursachen kann! Auch hier hilft wieder der bewusste Einsatz der Bandhas.

Tipp

Denken Sie beim Heben und Senken an einen Aufkleber, den Sie Stück für Stück abziehen und wieder Stück für Stück ankleben.

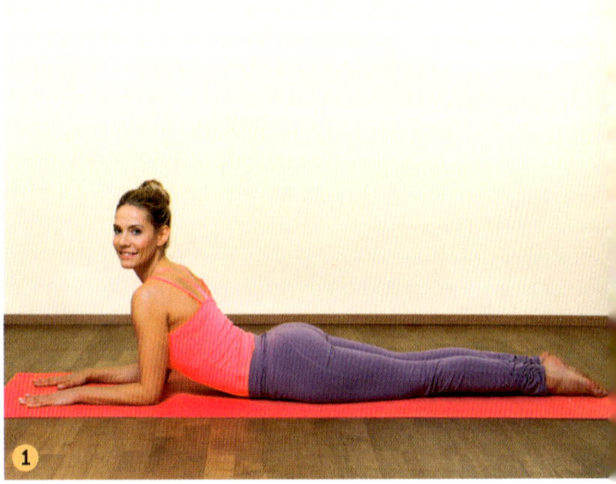
1

Ausgangsposition

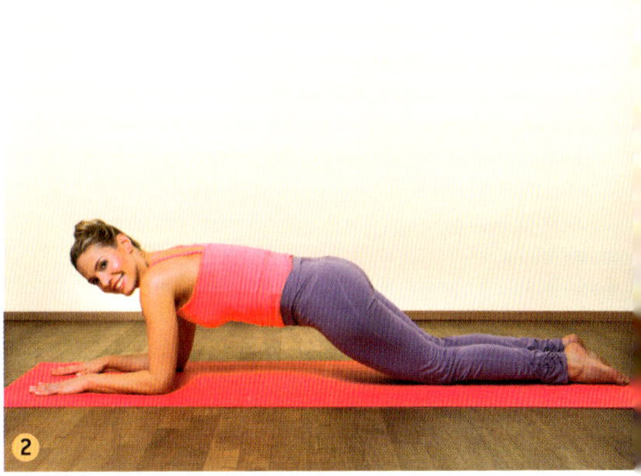
2

Ausatmen

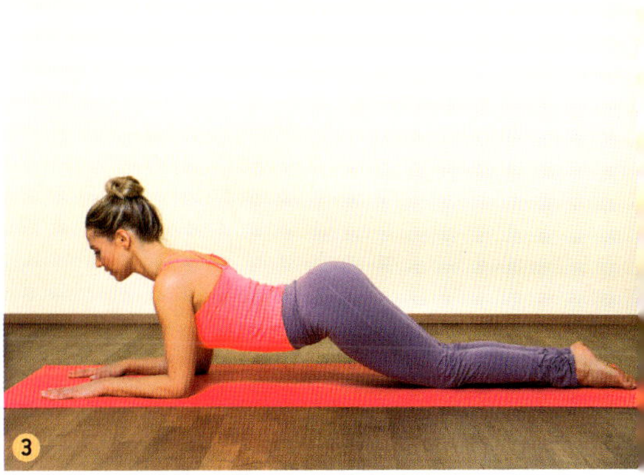
3

Falsche Ausführung

Programm 4: Beine und Po

Die Beine bilden unser Fundament und tragen uns durchs Leben. Sind sie kräftig, fallen nicht nur andere Sportarten leichter, sondern auch die alltäg-

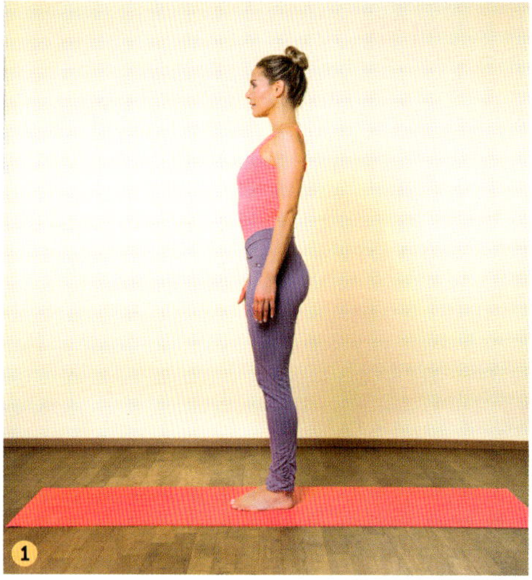

Ausgangsposition

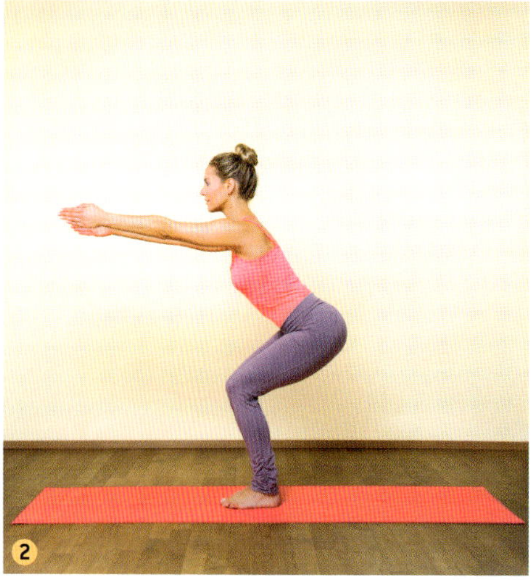

Der Atem fließt

Sitzen ohne Sitz

1

Ausgangsposition: Aufrechter Stand mit geschlossenen Beinen. Das Gewicht ist gleichmäßig auf beide Füße verteilt. Der Bauch ist dabei angespannt.

2

Setzen Sie sich nun auf einen imaginären tiefen Stuhl nach hinten ab, indem Sie Ihr Gewicht etwas in Richtung Fersen verlagern. Der Oberkörper neigt sich dabei leicht nach vorn. Heben Sie die Arme parallel zum Boden.

Sie dürfen hier für rund zehn Atemzüge »sitzen bleiben«.

Vorsicht: In dieser Position schieben sich die Knie schnell vor die Sprunggelenke, was den Kniegelenken schadet. Ein hilfreicher Tipp, um dies zu vermeiden: Sie sind korrekt ausgerichtet, wenn Sie gerade noch Ihre Zehen sehen.

liche Fortbewegung wie Laufen, Treppensteigen usw. Da die Beinmuskulatur einen Großteil unserer Körpermuskulatur ausmacht, werden beim Training zudem viele Wachstumshormone ausgeschüttet, was den Stoffwechsel antreibt. Einen knackigen Po gibt es mit dazu!

Bein-Lift

1

Ausgangsposition: Leicht gebeugte Beine. Die Hände sind rund 20 Zentimeter nach links versetzt auf dem Boden, der Oberkörper befindet sich parallel zum Boden ausgerichtet.

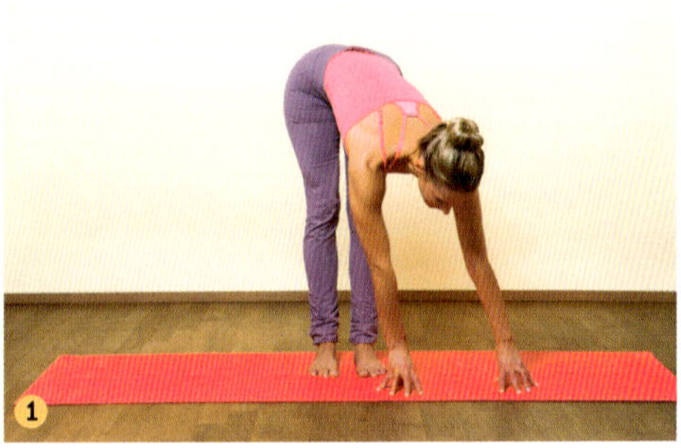

Ausgangsposition

Tipp
Falls Ihre Hände den Boden nicht berühren, können Sie sich auch mit den Händen auch auf zwei Büchern abstützen.

2

Verlagern Sie Ihr Gewicht nun auf das linke Bein und die Hände, und heben Sie das rechte Bein ausatmend zur Seite an. Becken und Oberkörper bleiben möglichst stabil.

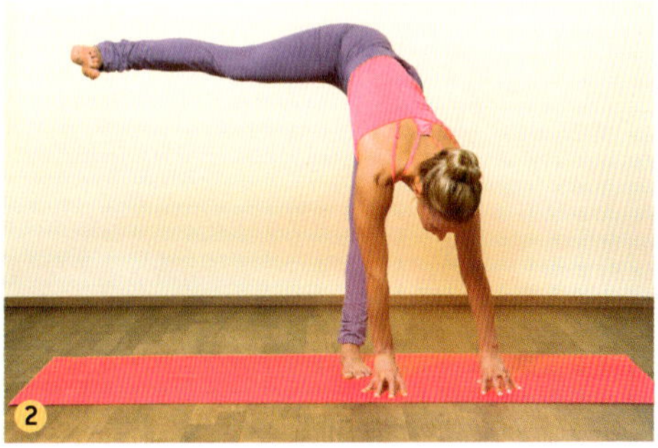

Ausatmen

3

Senken Sie das Bein einatmend wieder knapp bis zum Boden, ohne ihn dabei zu berühren.

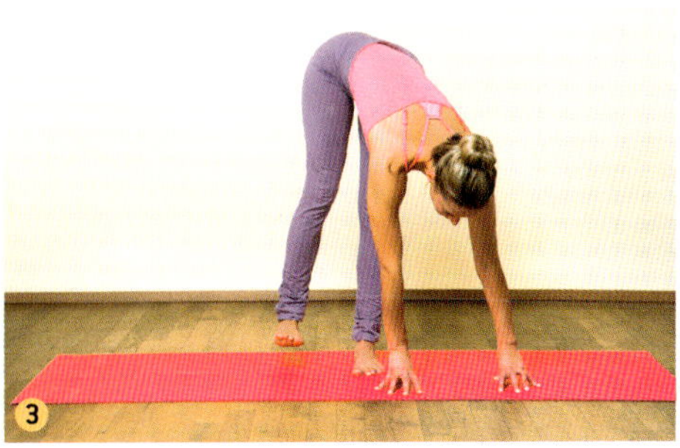

Einatmen

Wiederholen Sie die Bewegungsabfolge fünfmal, und wechseln Sie dann die Seite.

Krieger

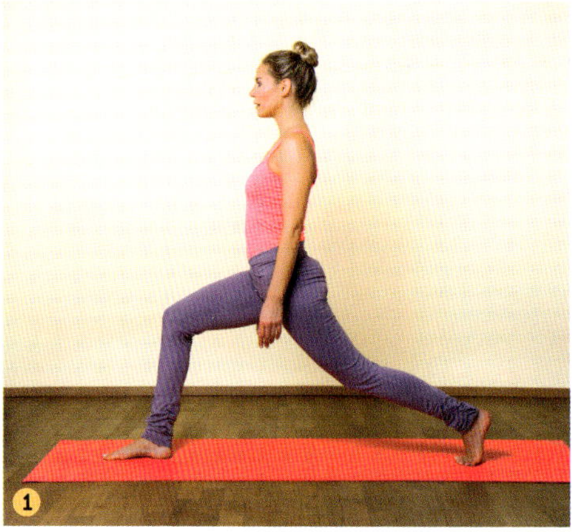

Ausgangsposition

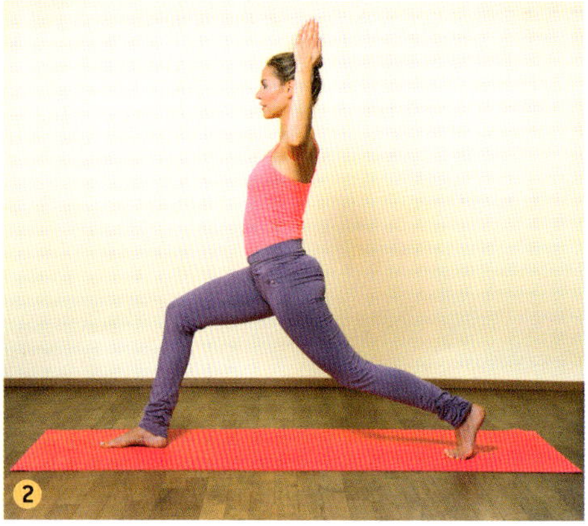

Einatmen

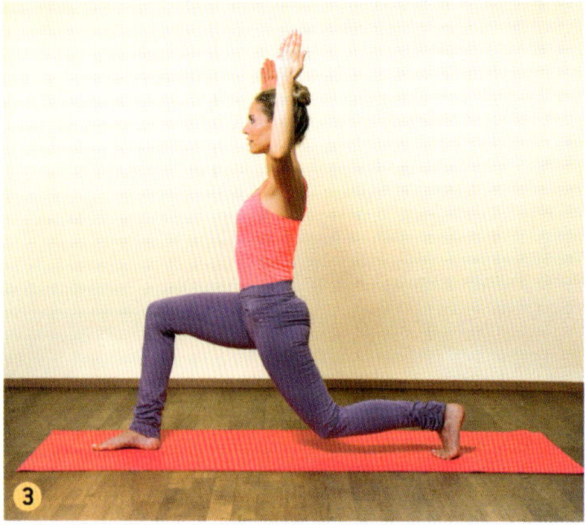

Ausatmen

1

Ausgangsposition: Großer Ausfallschritt. Der hintere Fußballen ist aufgestellt. Das Schambein zieht zum Bauchnabel, um ein Hohlkreuz zu vermeiden. Das Körpergewicht ist gleichmäßig auf beide Beine verteilt.

Wichtig: Falls das vordere Knie über das Sprunggelenk ragt, machen Sie den Schritt etwas größer.

2

Stellen Sie sich nun vor, dass Sie Ihre Füße durch festen Druck in den Boden zueinander ziehen. Das hintere Knie darf sich dabei gern etwas beugen. Heben Sie die Arme angewinkelt neben den Kopf.

Hinweis: Achten Sie darauf, dass der Rumpf senkrecht über dem Becken bleibt und nicht nach vorne ausweicht.

3

Beugen Sie die Knie ausatmend so tief, dass das vordere Knie im rechten Winkel ist und das hintere näher zum Boden kommt.

Strecken und beugen Sie die Knie rund achtmal, und wechseln Sie dann die Seite.

Hüftkreisen (empfohlen für Fortgeschrittene)

Hinweis: Diese Übung ist sehr anspruchsvoll, da Sie neben Flexibilität auch einiges an Koordination verlangt.

1

Ausgangsposition: Vierfüßler mit nach hinten versetzten Knien. Die Hände befinden sich direkt unter den Schultern. Die Finger sind gespreizt und drücken fest in den Boden.

2

Heben Sie die Sitzbeinhöcker nun weit nach oben zur Decke, während die Hände Druck nach vorne abgeben.

Heben Sie ein Bein zur Decke.

Wichtig: Ziehen Sie die Schultern weg von den Ohren, und strecken Sie den Rücken. Der Kopf sinkt entspannt nach unten. Die Knie sind gestreckt oder leicht gebeugt.

3

Beschreiben Sie große, ausladende Kreise aus dem Hüftgelenk. Der restliche Körper bleibt dabei möglichst in Position.

Kreisen Sie je fünfmal im Uhrzeigersinn und gegen den Uhrzeigersinn und wechseln Sie dann die Beine.

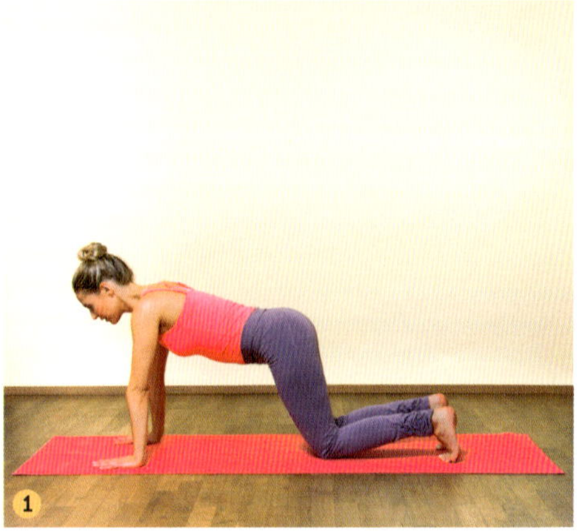

Ausgangsposition

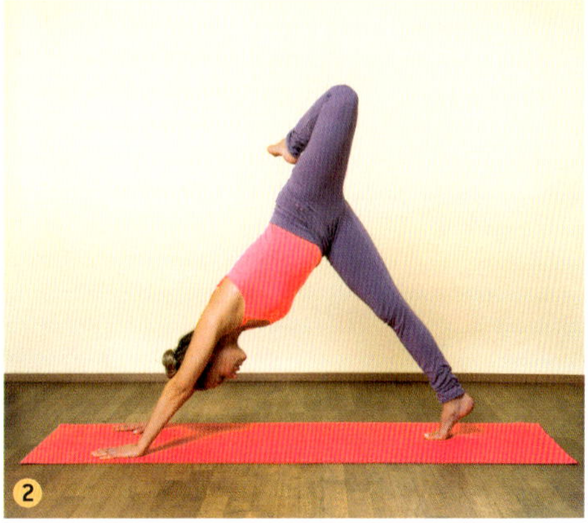

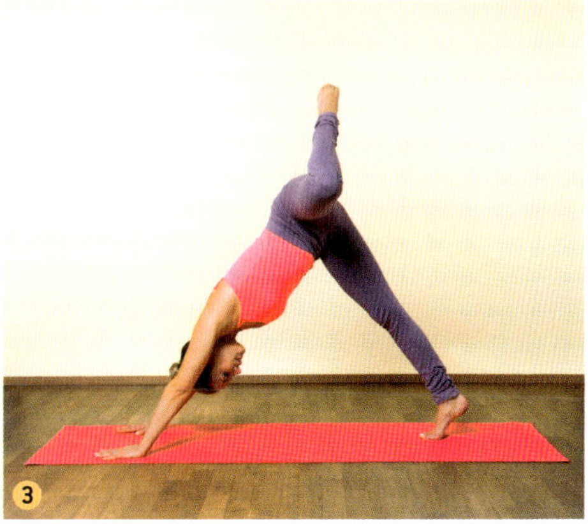

Der Atem fließt

Programm 5: Balance

Auf beiden Beinen stehen? Kein Problem! Aber wie sieht es auf den Zehenspitzen aus? Oder gar auf den Händen?

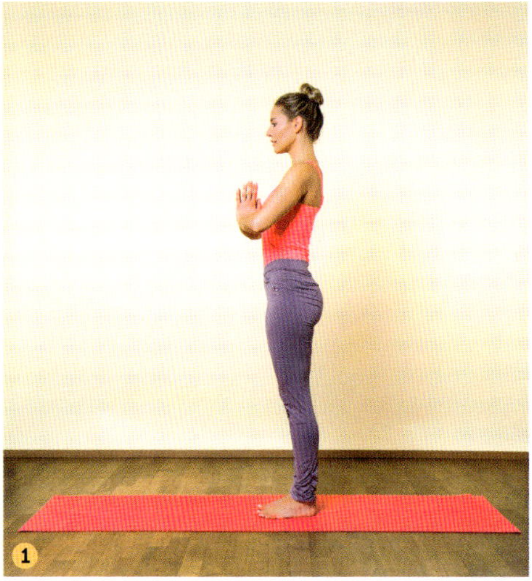

Ausgangsposition

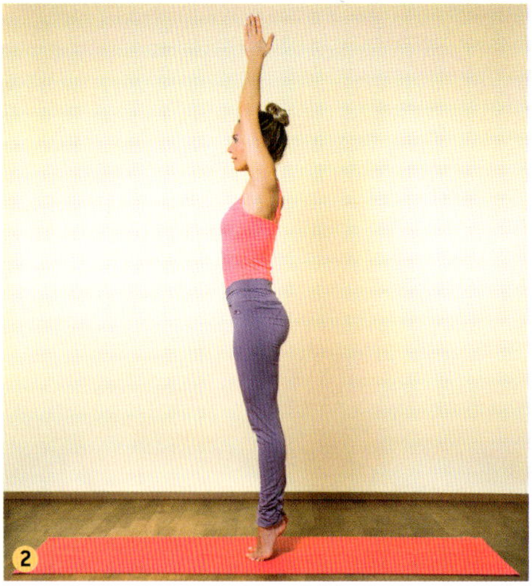

Einatmen

Zehenstand

1

Ausgangsposition: Aufrechter Stand mit geschlossenen Beinen. Das Gewicht ist gleichmäßig auf beide Füße verteilt. Die Wirbelsäule ist aufgerichtet. Die Handflächen liegen vor dem Brustkorb aufeinander.

2

Tipp
Fixieren Sie den Blick auf einen statischen Punkt vor Ihnen im Raum, das gibt Stabilität.

Lösen Sie nun einatmend die Fersen vom Boden, und kommen Sie auf die Fußballen. Die Arme heben Sie währenddessen zur Decke. Der Nacken bleibt dabei möglichst entspannt, der Bauch zieht sanft nach innen.

Info
Im Üben von Balance-Haltungen können wir Gelassenheit lernen. Außerdem fördern sie unsere Konzentrationsfähigkeit.

Balance-Haltungen sind anfangs eine Herausforderung! Wie gut wir sie meistern können, hängt nicht nur mit Übung zusammen, sondern auch mit dem psychischen Gleichgewicht. Wenn wir mit uns und der Welt zufrieden sind, fällt es leichter, zentriert und »standfest« zu bleiben.

3

Beugen Sie ausatmend Ihre Knie halb oder ganz tief, bis das Gesäß die Fersen berührt. Währenddessen senken Sie die Hände wieder vor den Brustkorb.

Mit dem nächsten Einatmen strecken Sie die Beine und Arme erneut, während die Fersen angehoben bleiben (siehe Bild 2).

Beugen und strecken Sie die Beine auf diese Weise fünfmal.

Challenge: Versuchen Sie die Übung mit geschlossenen Augen.

4

Setzen Sie sich nach der letzten Wiederholung auf die Fersen, und heben Sie die Arme in Richtung Decke. Halten Sie dabei die Wirbelsäule gerade aufgerichtet.

Bleiben Sie so für fünf Atemzüge.

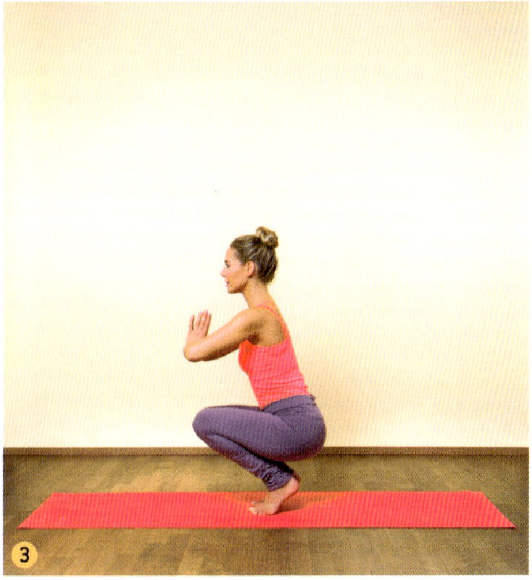

Ausatmen

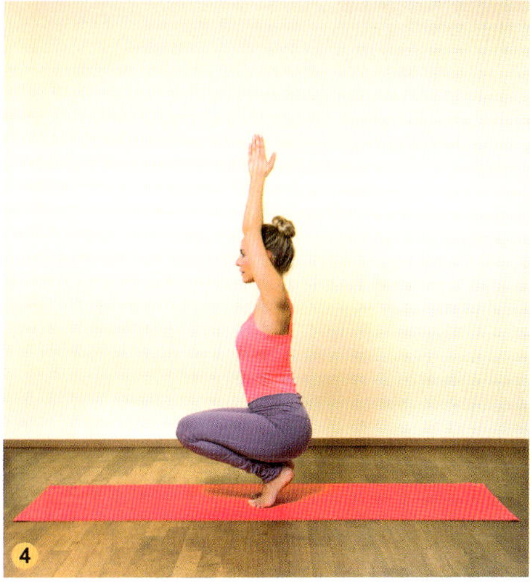

Fünf Atemzüge lang halten

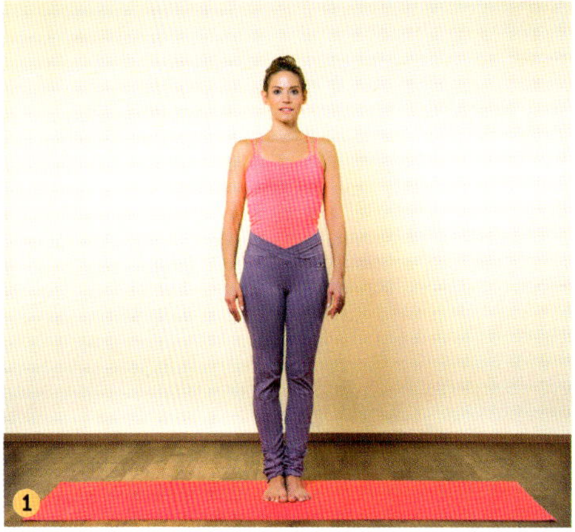

Ausgangsposition

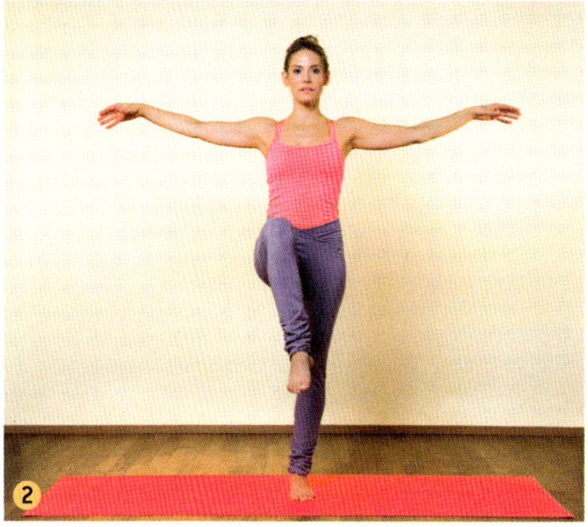

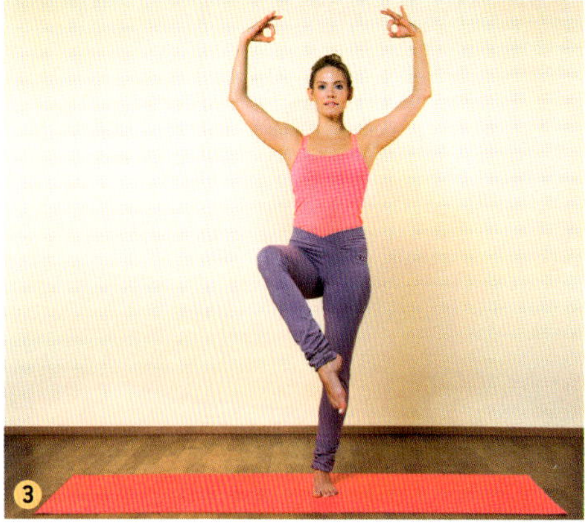

Fünf Atemzüge lang halten

Tanzender Shiva

1

Ausgangsposition: Aufrechter Stand mit geschlossenen Beinen. Das Gewicht ist gleichmäßig auf beide Füße verteilt, die Oberschenkel sind dabei angespannt. Die Wirbelsäule ist gerade aufgerichtet.

2

Verlagern Sie Ihr Gewicht nun auf das linke Bein, und heben Sie den rechten Fuß vom Boden ab. Die Arme öffnen sich zur Seite.

Machen Sie die Bewegungen möglichst langsam und kontrolliert.

3

Drehen Sie nun das angehobene rechte Knie nach rechts außen und den Fuß nach innen, bis er etwa 30 Zentimeter vor dem Knie schwebt. Führen Sie die Arme im Halbkreis neben den Kopf.

Bleiben Sie für fünf Atemzüge in dieser Haltung, und wechseln Sie dann die Beine.

Tipp

Legen Sie Daumen und Zeigefinger aneinander. Diese Fingerhaltung, genannt Chin- oder Jnana-Mudra, verbessert die Konzentrationsfähigkeit.

Flieger-Krieger

1

Ausgangsposition: Stabiler Stand auf dem linken Bein, das rechte Knie ist angehoben, der Fuß geflext, d.h. die Zehen ziehen zum Körper. Die Arme sind zur Seite hin ausgestreckt.

2

Strecken Sie nun ausatmend das rechte Bein nach hinten aus, als würden Sie mit der Fußsohle einen schweren Gegenstand nach hinten schieben. Der Rumpf sinkt gleichzeitig nach vorne.

3

Challenge: Wenn Sie die Diagonale gut halten können, bringen Sie den Körper in eine Parallele zum Boden.

Bleiben Sie für fünf Atemzüge in dieser Position, und wechseln Sie dann die Beine.

Wichtig: Halten Sie das Becken zentriert und halten Sie den hinteren Fuß aktiv, so als würde er noch immer gegen den unsichtbaren Gegenstand drücken.

Idee

Sie können die Übung auch dynamisch ausführen und mehrmals wiederholen: im Wechsel das Knie anheben (siehe Bild 1) und nach hinten ausstrecken (siehe Bild 2 oder 3).

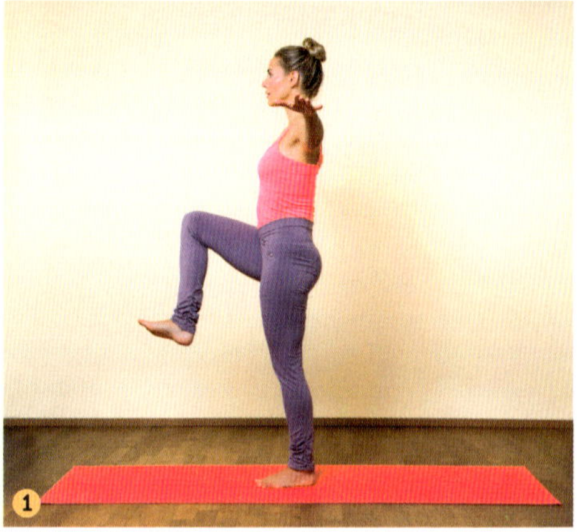

Ausgangsposition

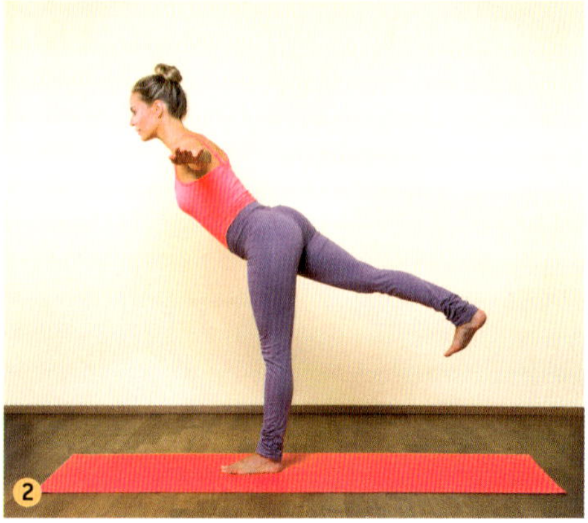

Fünf Atemzüge lang halten

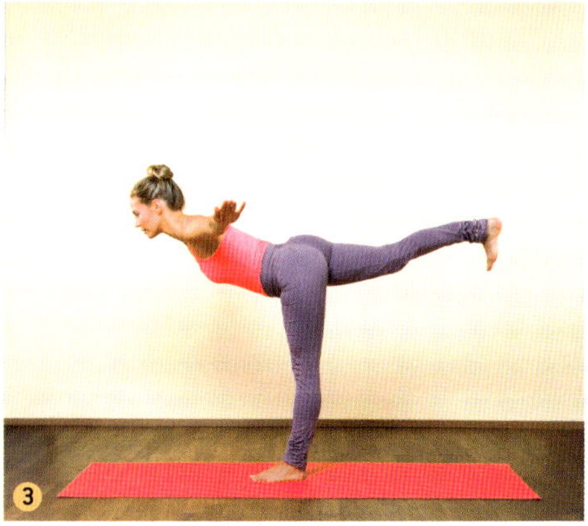

Challenge

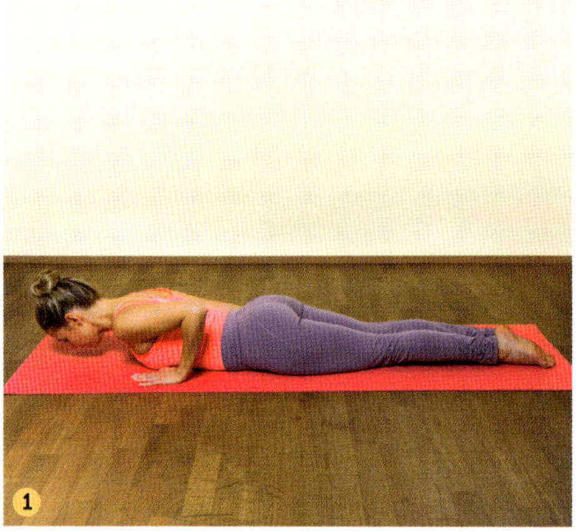

Ausgangsposition

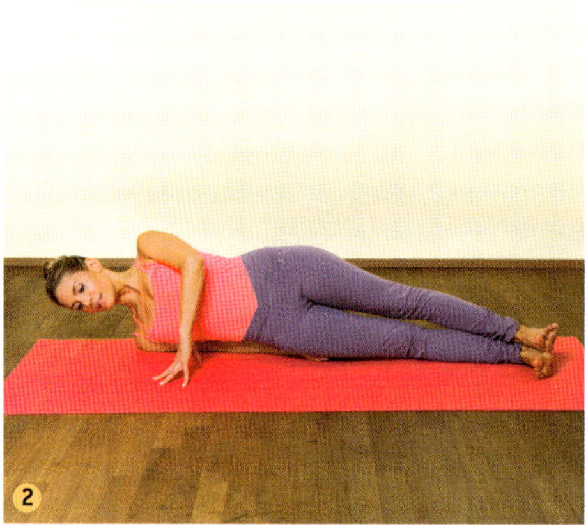

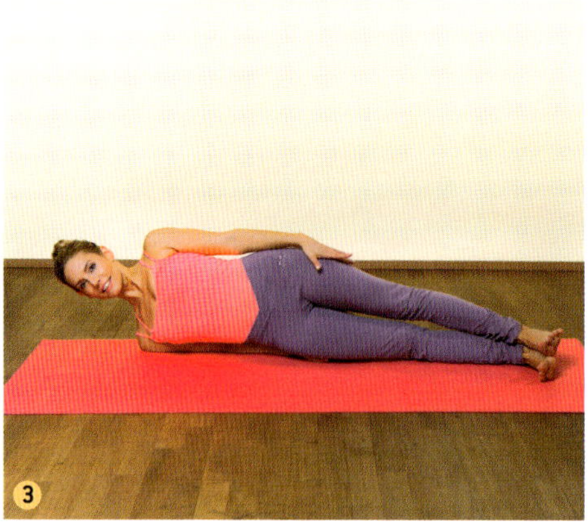

Fünf Atemzüge lang halten

Arm-Balance

1

Ausgangsposition: Bauchlage. Die linke Hand ist neben dem Körper aufgestellt, der rechte Arm liegt seitlich am Körper an, die Handfläche drückt gegen den Oberschenkel.

Beine und Bauch sind angespannt, der Kopf schwebt über dem Boden.

Erinnerung: Denken Sie an die Bandhas, um die Körpermitte aktiv zu halten (s. 4. Säule). Je stabiler die Körpermitte, desto leichter fällt es, die Balance zu halten.

2

Drücken Sie nun mit der linken Hand in den Boden, und drehen Sie den Körper dabei auf die rechte Seite. Sie liegen somit auf dem rechten Arm. Der Kopf schwebt über dem Boden.

3

Versuchen Sie jetzt die linke Hand langsam vom Boden zu lösen, Finger für Finger. Vielleicht gelingt es Ihnen sogar, die Hand auf den linken Oberschenkel zu legen?

Halten Sie die Position für fünf Atemzüge, und wechseln Sie dann die Seite.

Hinweis: Vergessen Sie vor lauter Konzentration das (Ujjayi-)Atmen nicht.

Krähe

1

Ausgangsposition: Hocke mit hüftbreit geöffneten Beinen. Die Füße sind auf den Ballen. Die Hände liegen mit weit aufgefächerten Fingern 30 Zentimeter vor Ihnen auf dem Boden.

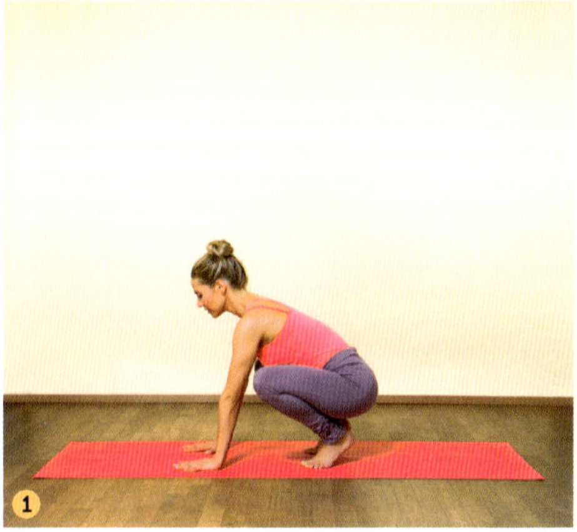

Ausgangsposition

2

Strecken Sie die Beine etwas, und heben Sie das Becken nach oben. Bringen Sie die Knie auf die Oberarme. Den Bauch müssen Sie dabei fest anspannen und die Schultern von den Ohren wegziehen.

Wichtig: Richten Sie den Blick leicht nach vorne auf den Boden.

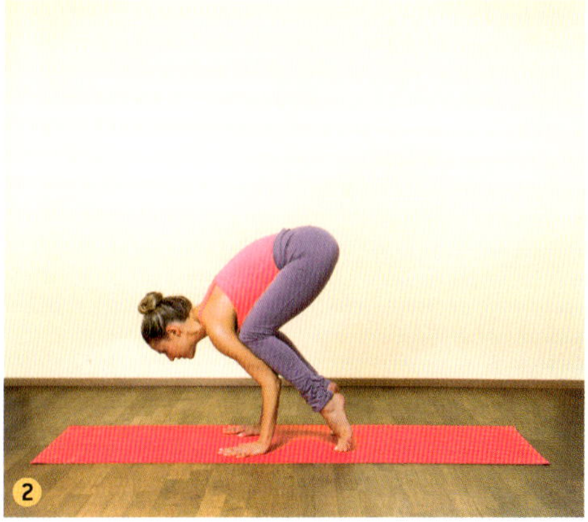

3

Beugen Sie Ihre Arme jetzt und verlagern Sie Ihr Gewicht stetig mehr nach vorne.

Eventuell löst sich dabei ein Fuß vom Boden (oder es lösen sich sogar beide Füße).

Bleiben Sie für fünf Atemzüge in der Position.

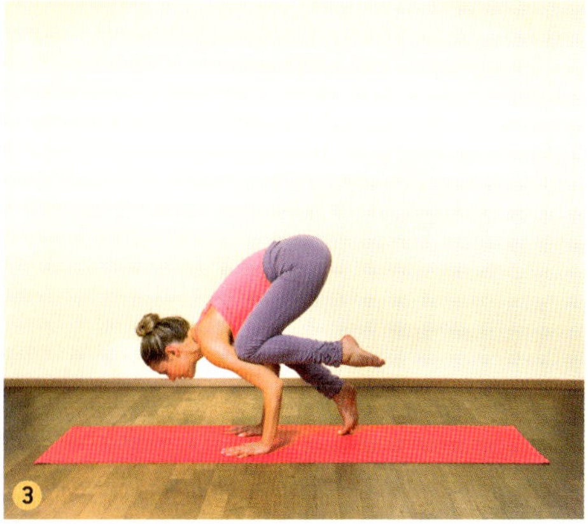

Fünf Atemzüge lang halten

Info
Diese Übung folgt der physikalischen Hebelmechanik: Je mehr Gewicht Sie vor die Hände verlagern, desto leichter werden die Beine, sodass sich ab einer bestimmten Vorlage die Füße fast automatisch vom Boden lösen.

Programm 6: Flexibilität

Ballett-Tänzer versus Fußballer – zwei Extreme hinsichtlich ihrer Dehnbarkeit, denn bestimmte Bewegungen und auch Sportarten verringern oder

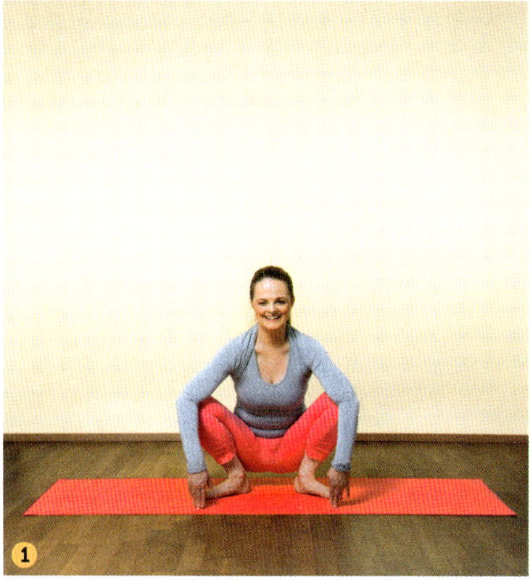

Ausgangsposition

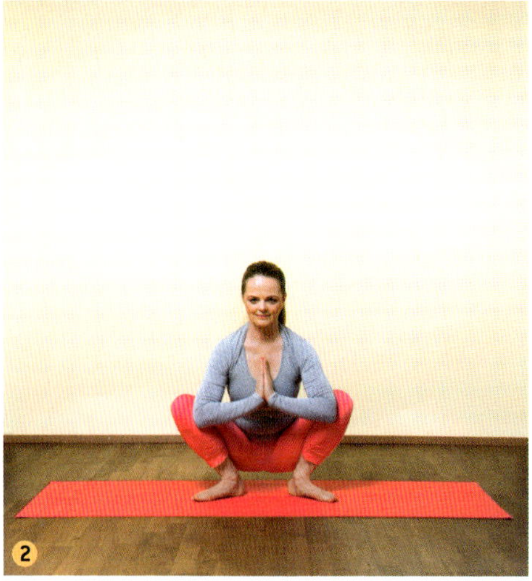

Fünf Atemzüge lang halten

Squat

1

Ausgangsposition: Tiefe Hocke mit diagonal nach außen gedrehten Füßen, die fest in den Boden drücken. Das Gesäß sinkt nach unten. Der Rumpf ist so aufrecht wie möglich.

2

Bringen Sie die gefalteten Hände vor den Brustkorb, und drücken Sie mit den Ellenbogen die Knie sanft nach außen.

Bleiben Sie für fünf Atemzüge in dieser Position.

Wichtig: Behalten Sie die Knie direkt über den Sprunggelenken, indem Sie die Fußaußenkanten fest in den Boden drücken.

Info: Um die Muskulatur flexibel zu halten, sind regelmäßige Dehnübungen ebenso hilfreich wie kräftigende Haltungen. Der Squat zum Beispiel dehnt und mobilisiert die Muskeln um die Hüfte und die Beininnenseiten.

fördern die Flexibilität von Muskulatur, manchmal sogar bis zum Extrem. Das Ideal liegt in der Mitte. Flexible Muskeln senken das Verletzungsrisiko und erleichtern außerdem andere Haltungen.

3

Strecken Sie den rechten Arm, und legen Sie die Handfläche auf den Boden. Der Arm drückt das Knie nach außen. Der linke Arm zieht diagonal nach hinten oben.

Bleiben Sie für fünf Atemzüge in dieser Position, und wechseln Sie dann die Arme.

4

Variante: Wenn die Achillessehne verkürzt ist und Sie Schwierigkeiten haben, die Fersen zum Boden zu bekommen, legen Sie sich Kissen oder zwei dicke Bücher unter.

Info

Dem einen fällt die Übung leicht, der andere hat große Probleme damit. Das hat nicht unbedingt etwas mit mangelnder Übung zu tun, sondern liegt oft an der jeweiligen, individuell verschiedenen anatomischen Stellung des Oberschenkelkopfs zur Hüftpfanne. Ursache können angeborene Hüftysplasien sein.

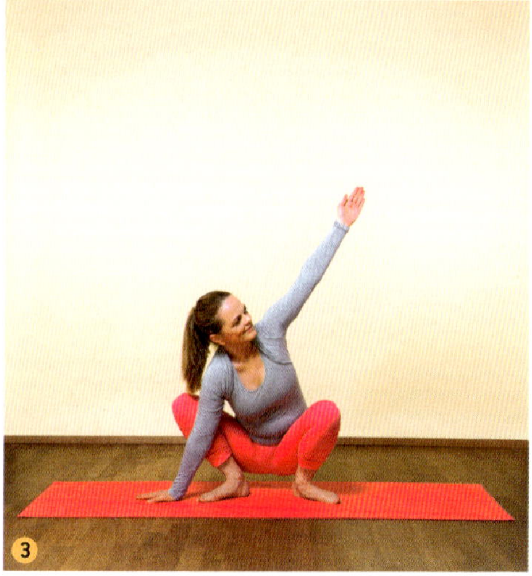

Fünf Atemzüge lang halten

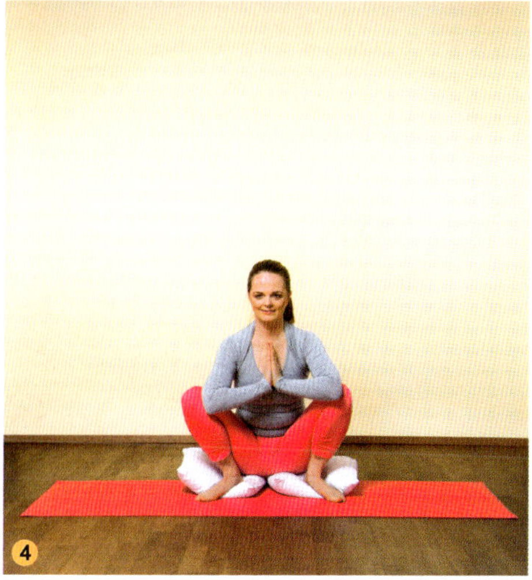

Variante

Vorbeuge

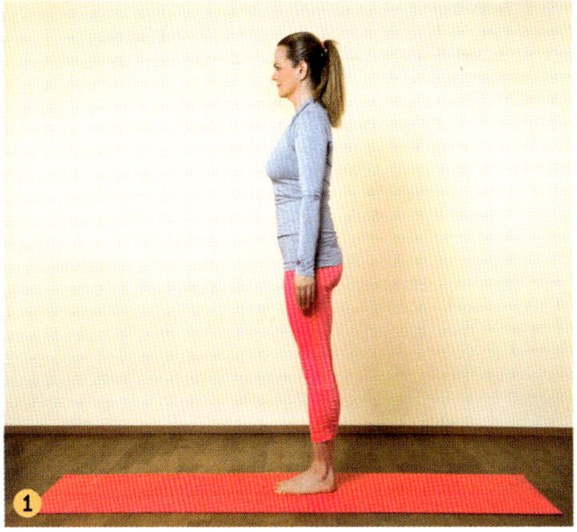

Ausgangsposition

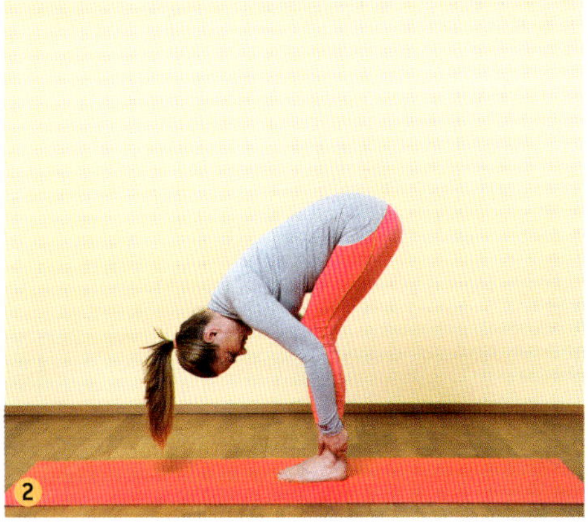

Ausatmen

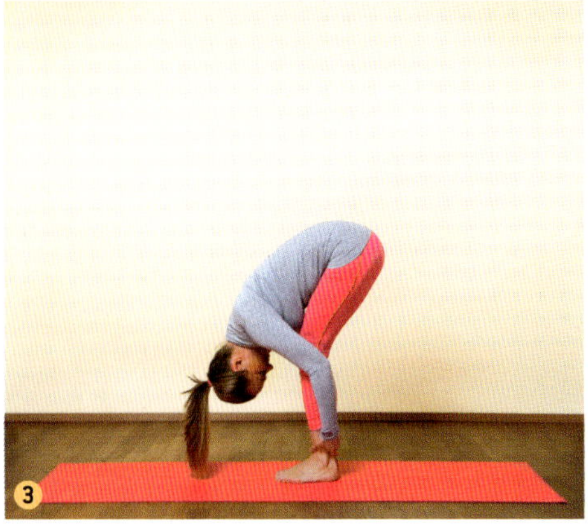

Zehn Atemzüge lang halten

1

Ausgangsposition: Aufrechter Stand mit geschlossenen Beinen. Das Gewicht ist gleichmäßig auf beide Füße verteilt, die Oberschenkel sind angespannt. Die Wirbelsäule ist aufgerichtet.

2

Beugen Sie leicht die Knie, und bringen Sie den Bauch auf die Oberschenkel. Die Hände greifen die Knöchel. Die Sitzbeinhöcker ziehen dabei nach oben.

3

Ziehen Sie nun sanft mit den Händen an den Knöcheln, um den Oberkörper noch näher zu den Beinen zu bringen. Die Ellenbogen ziehen dabei nach außen und die Ohren weg von den Schultern.

Bleiben Sie für zehn Atemzüge in dieser Position und verstärken Sie die Dehnung mit jedem Ausatemzug etwas mehr.

Hinweis: Wenn es Ihnen schwer fällt, in dieser Haltung die Balance zu halten, können Sie die Beine auch hüftbreit öffnen. Das vergrößert die Auflagefläche und macht die Übung etwas einfacher!

Gefaltete Grätsche

1

Ausgangsposition: Weit geöffnete Beine. Die Füße sind parallel zueinander ausgerichtet, die Oberschenkel sind aktiv. Die Hüftgelenke befinden sich direkt über den Sprunggelenken.

2

Verzahnen Sie Ihre Finger hinter dem Rücken miteinander, und ziehen Sie die Schultern einatmend leicht zurück. Becken und unterer Rücken bleiben dabei in Position.

3

Beugen Sie sich langsam nach vorne unten. Der Bauch zieht dabei in Richtung Oberschenkel, der Kopf zum Boden und die Arme über den Kopf.

Heben und senken Sie den Rumpf fünfmal.

Wichtig: Halten Sie die Wirbelsäule beim Vorbeugen möglichst lange gestreckt.

Info

Viele von uns verbringen die meiste Zeit des Tages sitzend: vor dem Computer oder Fernseher. Das verkürzt insbesondere die Muskulatur der Beinrückseiten. Und dies kann wiederum zu Schmerzen im Lendenbereich führen. Die Übungen auf diesen Seiten und oben schaffen dem Abhilfe!

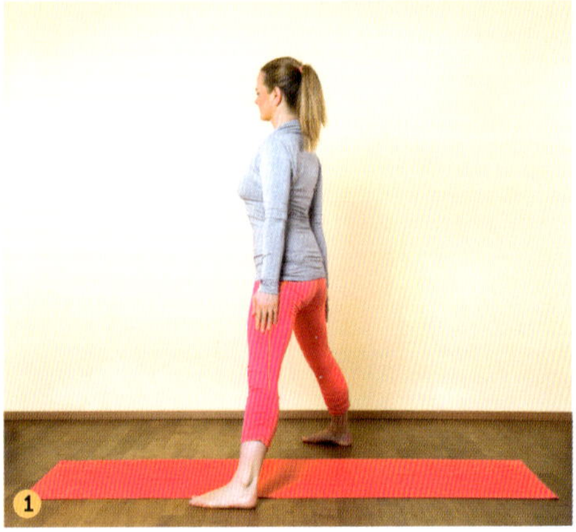

Ausgangsposition

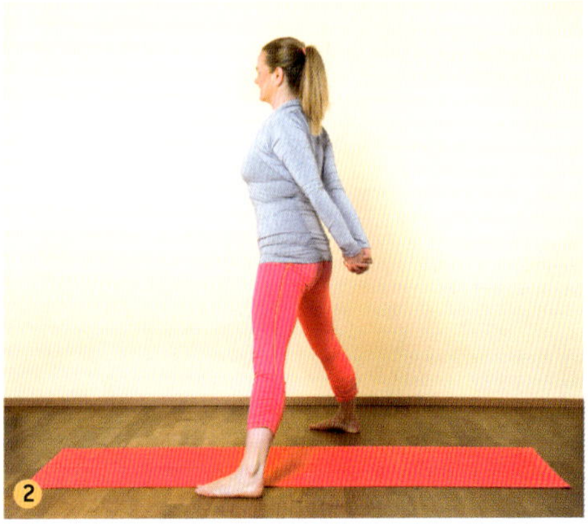

Einatmen

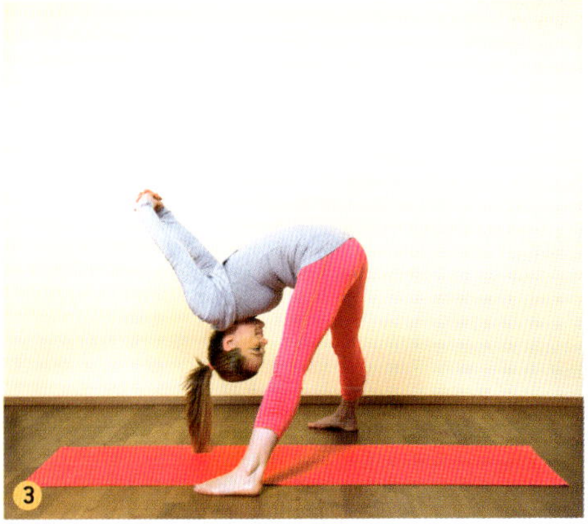

Ausatmen

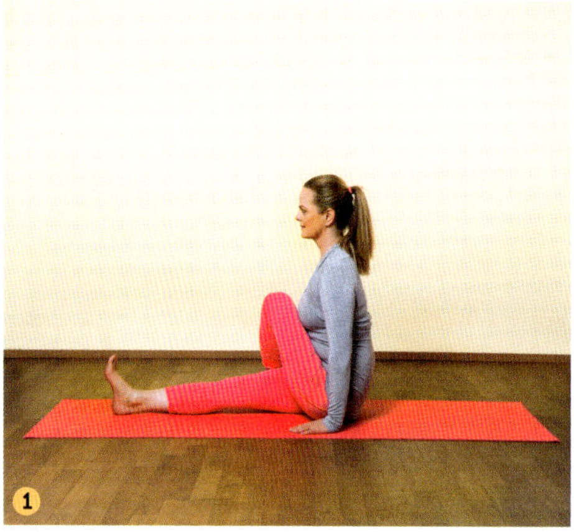

Ausgangsposition

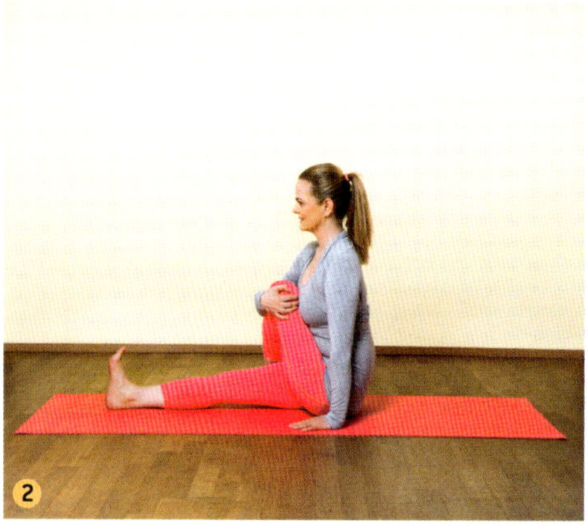

Ausatmen

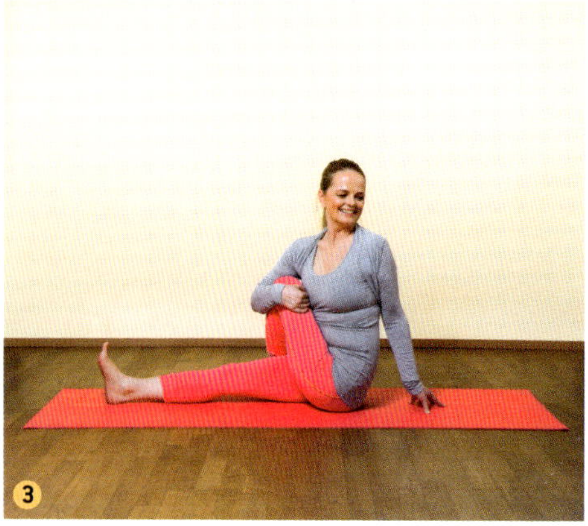

Fünf Atemzüge lang halten

Drehsitz

1

Ausgangsposition: Aufrechter Sitz. Der linke Fuß steht fest in den Boden gedrückt über dem ausgestreckten rechten Bein.

Richten Sie die Wirbelsäule so auf, als würden Sie senkrecht an einer Wand sitzen; der Nacken bleibt dabei lang.

Tipp
Falls es Ihnen nicht möglich sein sollte, in dieser Position ganz aufrecht zu sitzen, legen Sie sich eine gefaltete Decke unter das Gesäß.

2

Greifen Sie mit dem rechten Arm das linke Knie und ziehen Sie es zum Körper heran. Halten Sie die Wirbelsäule dabei möglichst aufrecht.

3

Platzieren Sie Ihren linken Arm mit wenig Gewicht direkt hinter dem Körper, und drehen Sie sich aus der Brustwirbelsäule heraus nach links auf.

Halten Sie diese Position für fünf Atemzüge, und wechseln Sie dann die Seite.

Hinweis: Kommen Sie mit jedem Ausatemzug etwas mehr in die Drehung.

Bogen

1

Ausgangsposition: Bauchlage. Die Beine sind angewinkelt und hüftbreit geöffnet, die Arme liegen neben dem Körper, die Stirn liegt auf dem Boden.

2

Greifen Sie mit den Händen die Fußrückseiten, und lösen Sie die Stirn vom Boden.

Achten Sie dabei darauf, dass der Kopf in der natürlichen Verlängerung der Wirbelsäule bleibt.

Wichtig: Ziehen Sie Ihr Schambein fest in Richtung Bauchnabel, und halten Sie bewusst die Bandhas, um die Lendenwirbelsäule nicht unnötig zu stauchen.

3

Drücken Sie nun die Füße so fest in die Hände, dass sich der Brustkorb vom Boden hebt. Ziehen Sie gleichzeitig mit den Händen die Füße nach oben, bis sich auch die Oberschenkel heben.

Bleiben Sie für drei bis fünf Atemzüge in dieser Position.

Entspannen Sie sich nach dieser Haltung für einen Moment, denn sie ist sehr intensiv.

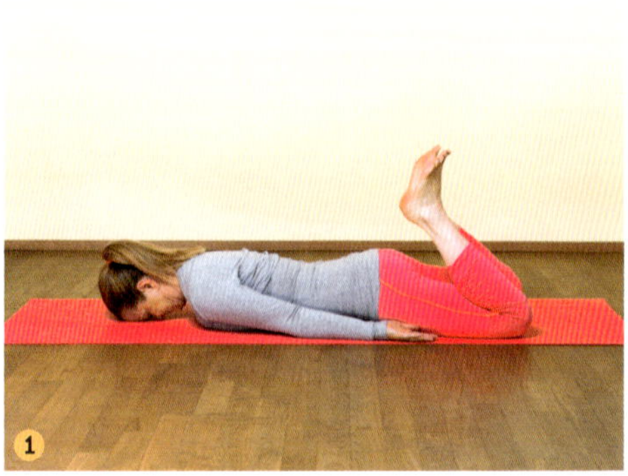

Ausgangsposition

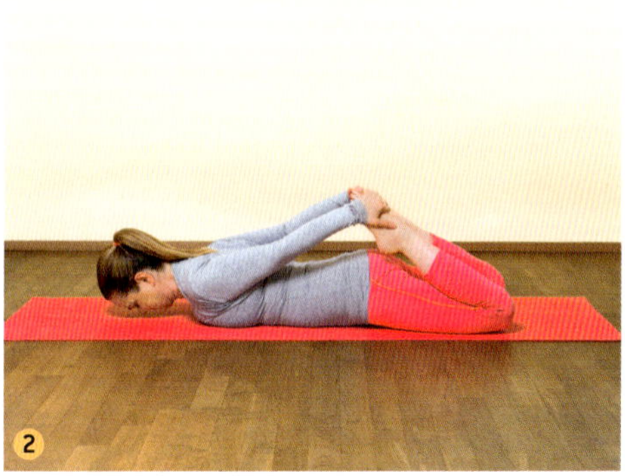

Einatmen

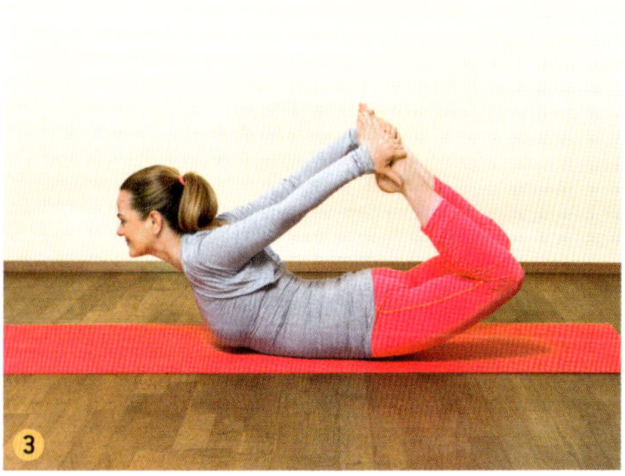

Drei bis fünf Atemzüge lang halten

»All together now!« – die Ganzkörper-programme

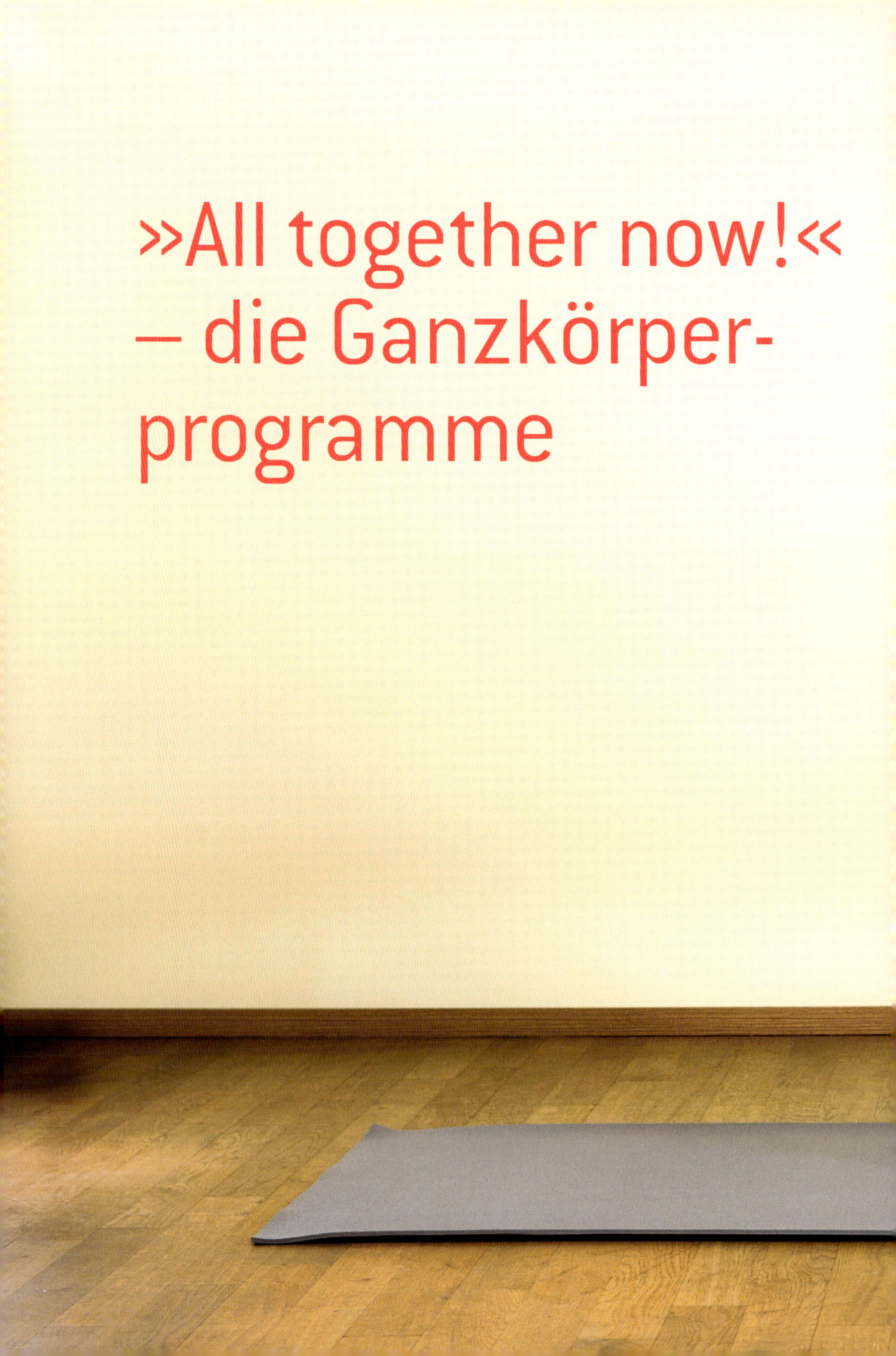

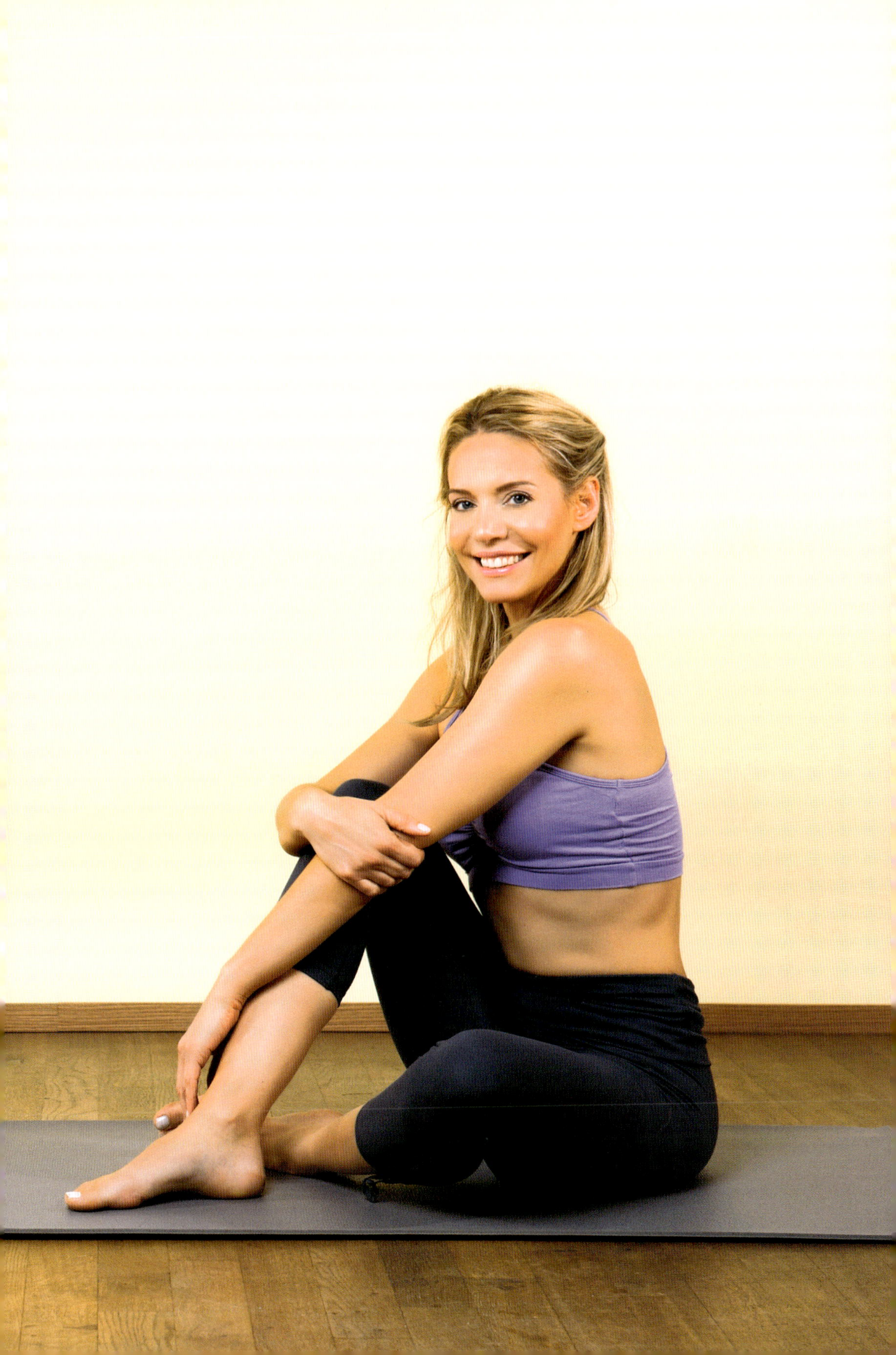

»All together now!« – die Ganzkörperprogramme

Programm 7: »All-in-one« – Standard

In diesem Programm sowie auch im folgenden wird der ganze Körper gefordert. Während in den vorherigen Übungen die einzelnen Körperpartien

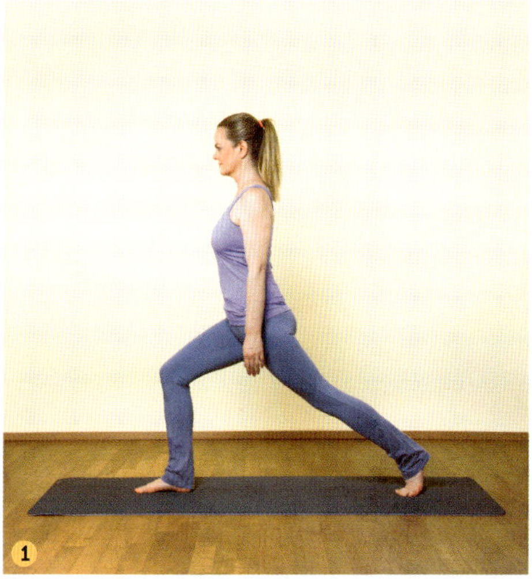

Ausgangsposition

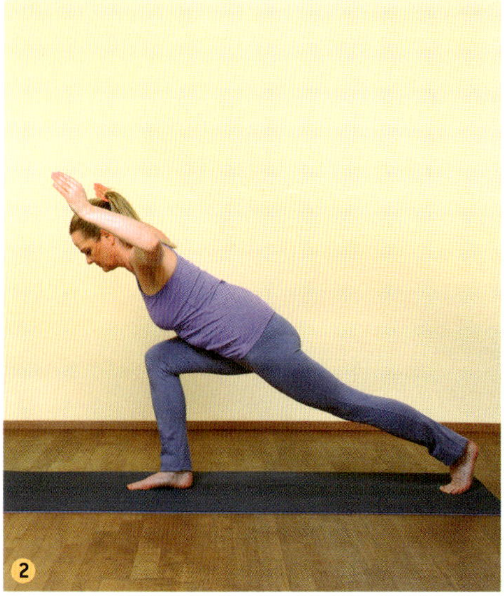

Spezial-Krieger

1

Ausgangsposition: Großer Ausfallschritt. Das vordere Knie ist gebeugt, der hintere Fußballen aufgestellt. Der Oberkörper ist aufgerichtet.

Drücken Sie die Füße fest in den Boden und zueinander, so, als wollten Sie die Matte mit den Füßen zusammenschieben. Das gibt Stabilität und zentriert die Hüfte.

Wichtig: Falls das vordere Knie über das Sprunggelenk ragt, machen Sie den Schritt größer.

2

Senken Sie nun den Rumpf schräg nach vorne, bis der Bauch leicht auf dem Oberschenkel liegt. Heben Sie die Arme währenddessen angewinkelt neben die Ohren. Der Körper bildet jetzt eine Diagonale, von der hinteren Ferse bis zu den Fingerspitzen.

mehr oder weniger separat trainiert wurden, müssen hier viele Muskelgruppen gleichzeitig arbeiten. Die Haltungen sind daher etwas komplexer und auch anstrengender. Arbeiten Sie möglichst sorgfältig und kontrolliert. Und vergessen Sie das Atmen nicht!

3

Strecken Sie nun ausatmend die Arme nach vorne oben aus, während die Schultern etwas nach außen rotieren.

4

Beugen und strecken Sie dann die Arme im Atemrhythmus: einatmend beugen, ausatmend strecken usw. (siehe Bild 3 und 4).

Wiederholen Sie dies fünfmal und wechseln Sie dann die Beine.

Info

Je mehr Muskelgruppen bei einer Übung zum Einsatz kommen, desto anstrengender ist sie. Diese sogenannten Muskelketten-Übungen werden gerne im funktionellen Krafttraining eingesetzt.
Der Spezial-Krieger zum Beispiel trainiert gleichzeitig Beine, Po, Rücken und die Schultern.

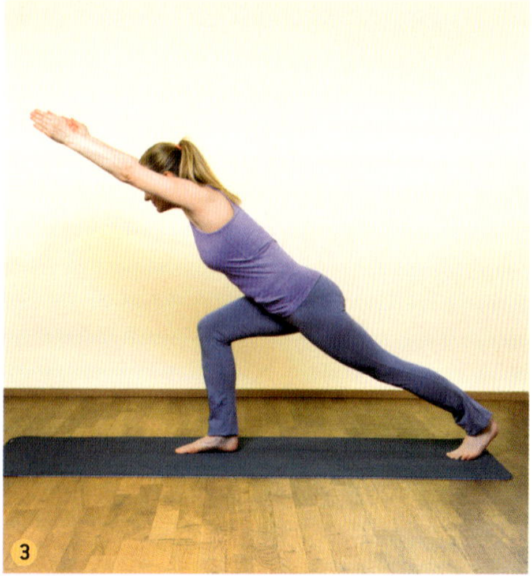

Ausatmen

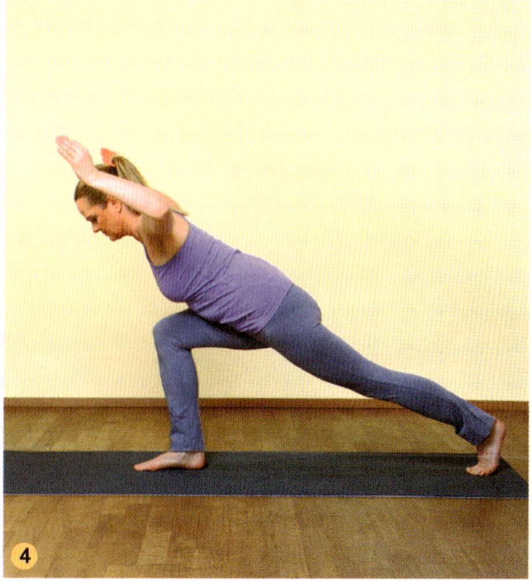

Einatmen

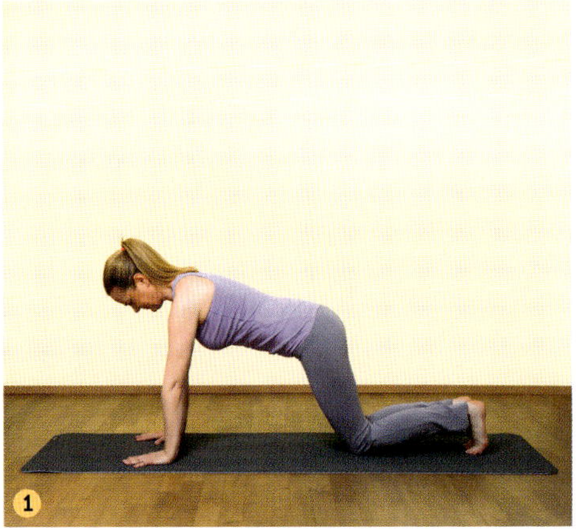

Ausgangsposition

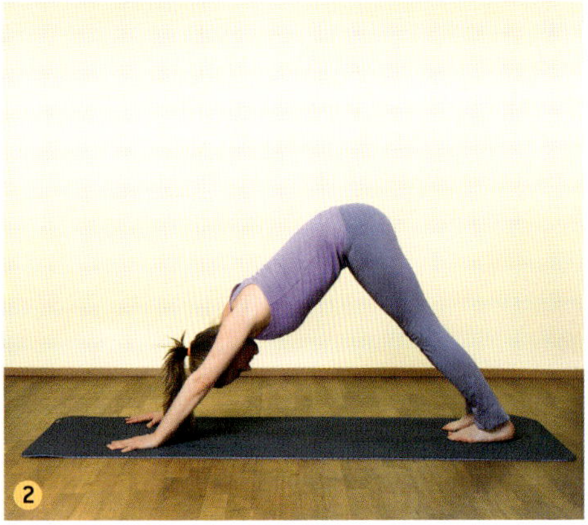

5 Atemzüge halten

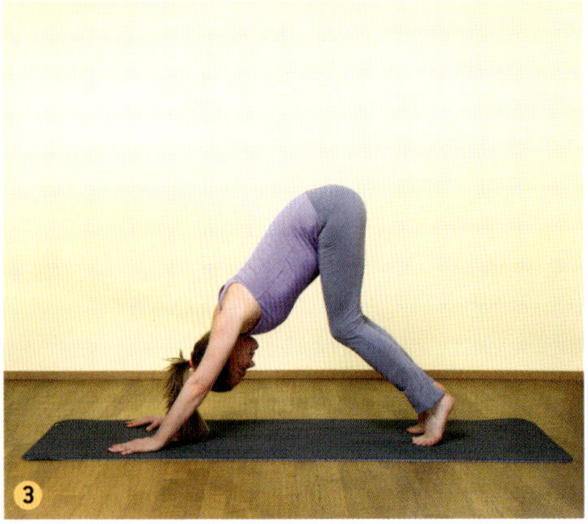

Variante

Bewegter Hund

1

Ausgangsposition: Vierfüßler mit leicht nach hinten versetzten Knien. Die Finger sind gespreizt und drücken fest in den Boden.

2

Heben Sie die Sitzbeinhöcker nun weit nach oben zur Decke, während die Hände Druck nach vorne abgeben.

Ziehen Sie die Schultern weg von den Ohren, und strecken Sie den Rücken. Der Kopf sinkt entspannt nach unten.

Bleiben Sie zunächst für ein paar Atemzüge in dieser Position.

3

Variante: In dieser Haltung ist der gestreckte Rücken wichtiger als die gestreckten Beine. Beugen Sie diese also gern etwas, wenn Sie die Wirbelsäule nicht ganz strecken können.

Info

Die Haltung auf Bild 2 wird im Yoga »Herabschauender Hund« genannt. Sie heißt so, weil sie einem sich streckenden Hund ähnelt.

4

Heben Sie einatmend das linke Bein weit nach oben zur Decke, und drücken Sie die Hände dabei noch fester in den Boden, so, als wollten Sie die Matte von sich wegschieben.

5

Ziehen Sie ausatmend das linke Knie eng zum Brustkorb heran und den Fuß in Richtung Bauch. Die Schultern kommen dabei über die Handgelenke.

Wiederholen Sie die Abfolge fünfmal: einatmend das Bein nach oben strecken, ausatmend das Bein zur Brust ziehen usw.

6

Stellen Sie den Fuß zurück auf den Boden und setzen Sie sich für eine kurze Entspannung hinten auf die Fersen.

Wiederholen Sie dann die Übung mit dem rechten Bein.

Info

Diese Übungsabfolge ist schon ein kleines Mini-Gesamtworkout. Sie stärkt nicht nur alle Muskeln im Körper, sondern bringt auch das Herz-Kreislauf-System in Schwung!

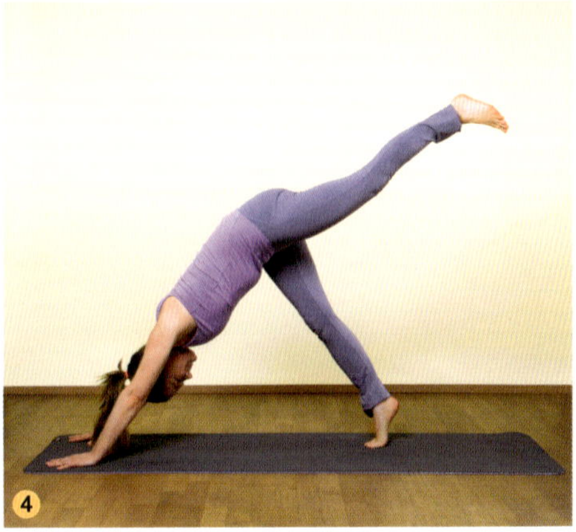

Einatmen

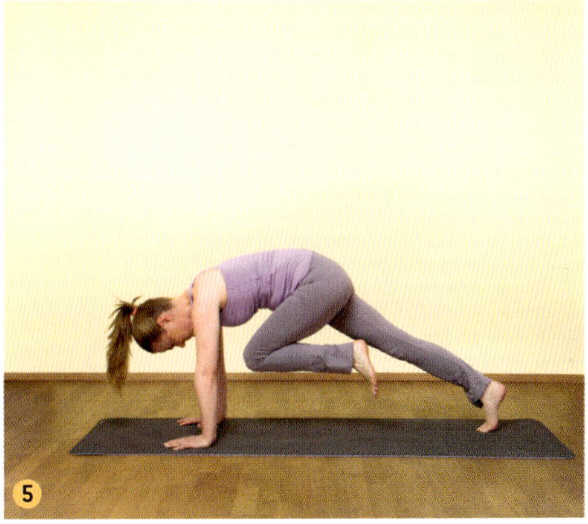

Ausatmen

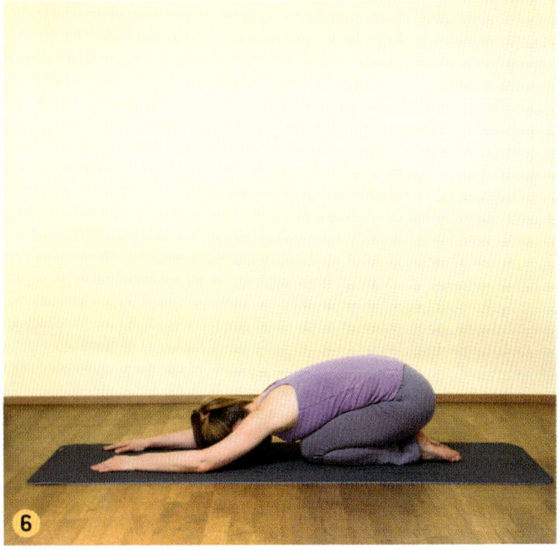

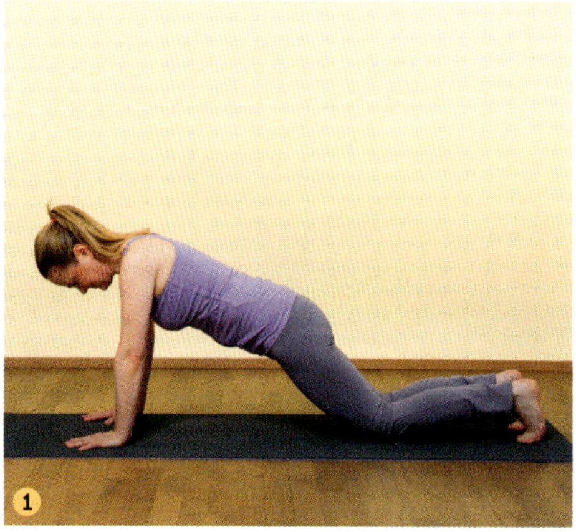

Ausgangsposition

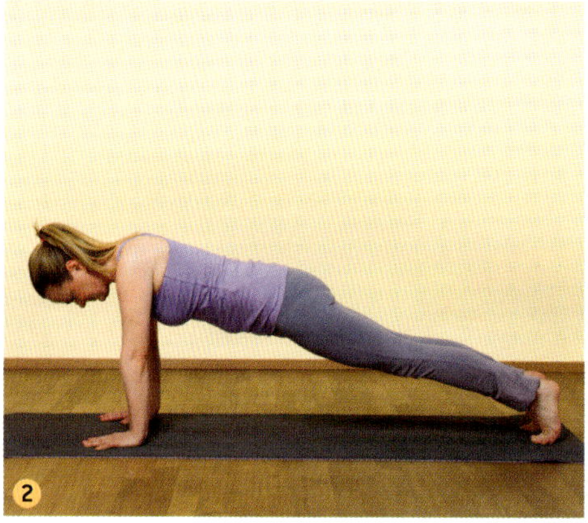

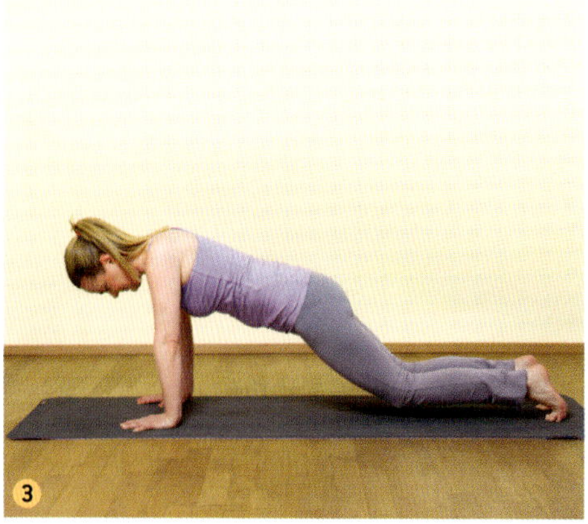

Ausatmen

Bewegtes Brett

1

Ausgangsposition: Vierfüßler mit nach hinten versetzten Knien. Der Körper bildet von den Kniekehlen bis zum Kopf eine diagonale Linie. Das Schambein zieht sanft zum Bauchnabel.

2

Lösen Sie die Knie vom Boden, bis die Beine gestreckt sind. Der Körper bildet jetzt eine stabile Ebene, parallel zum Boden.

Wichtig: Halten Sie Ihr Becken neutral, indem Sie Ihr Schambein leicht zum Bauchnabel ziehen. Vermeiden Sie unter allen Umständen ein Hohlkreuz! Denn falsch ausgeführt kann die Übung den Rücken schädigen, anstatt ihn zu stärken.

3

Senken Sie nun ausatmend Ihre Knie langsam bis knapp über den Boden ab, bis sie ihn fast berühren.

Holen Sie die Kraft aus der Körpermitte, indem Sie den Bauch fest anspannen.

Heben und senken Sie die Knie rund achtmal.

Frosch

1

Ausgangsposition: Bauchlage mit angewinkelten Beinen. Die Zehenspitzen ziehen zum Boden (die Füße sind also auch angewinkelt). Stirn und beide Arme liegen auf der Matte.

2

Heben Sie nun ausatmend Oberschenkel, Oberkörper, Arme und Kopf vom Boden ab. Ziehen Sie die Schulterblätter zueinander, und spannen Sie die gesamte Armmuskulatur bis in die Fingerspitzen an.

Bleiben Sie für fünf bis zehn Atemzüge in dieser Position.

3

Challenge: Besonders anstrengend für Rücken und Schulterpartie wird es, wenn Sie die Arme nach vorne neben den Kopf strecken.

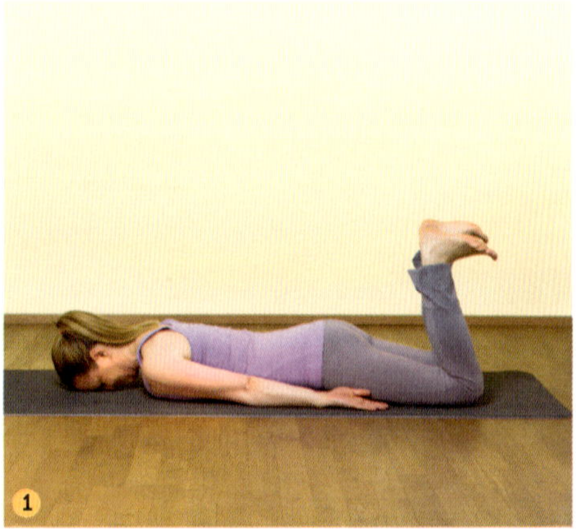

Ausgangsposition

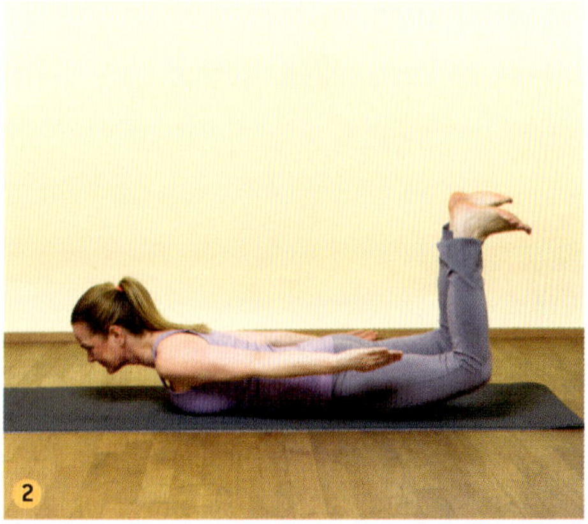

Fünf bis zehn Atemzüge halten

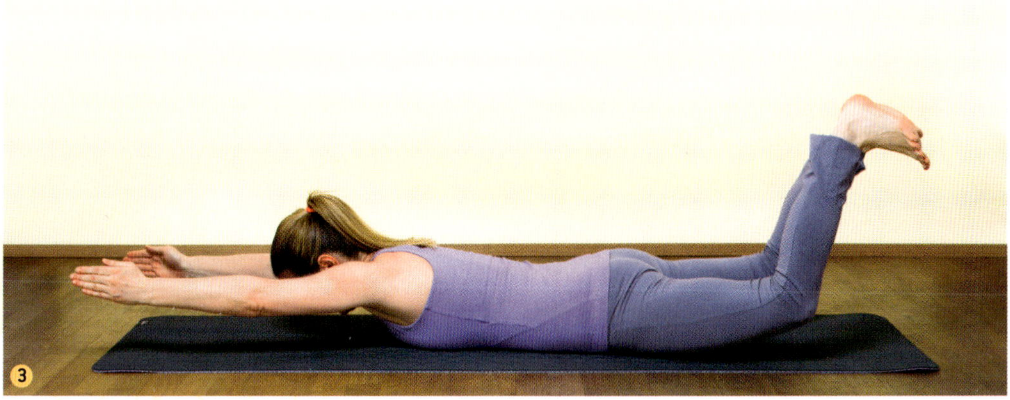

Challenge

Programm 8: »All-in-one« – Challenge

Sie möchten das Training weiter steigern und intensivieren? Dann wird Ihnen dieses Programm gefallen.

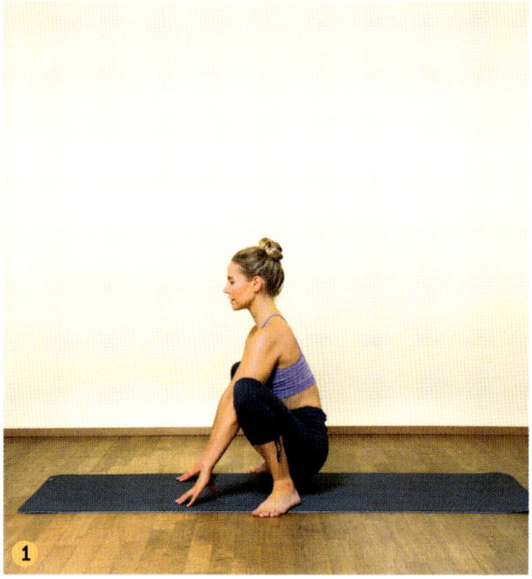

Ausgangsposition

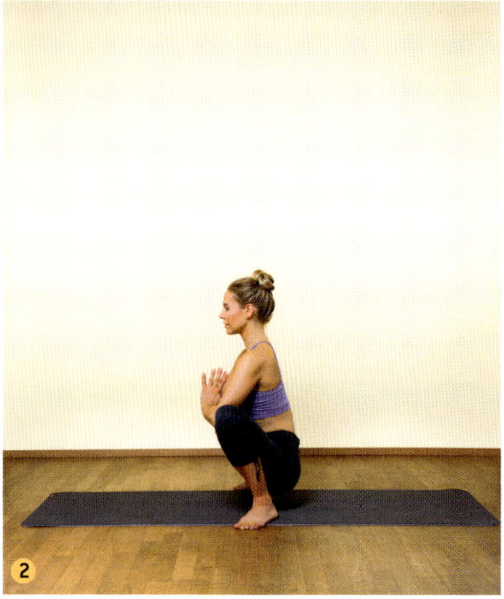

Dynamischer Squat

1

Ausgangsposition: Tiefe Hocke mit diagonal nach außen gedrehten Füßen, die fest in den Boden drücken. Das Gesäß sinkt nach unten. Die Knie sind direkt über den Sprunggelenken und ziehen nach hinten. Der Rumpf ist so aufrecht wie möglich.

2

Bringen Sie nun die Handflächen zusammen vor den Brustkorb, und drücken Sie die Knie mit den Ellenbogen sanft nach außen. Drücken Sie außerdem die Außenkanten der Füße fest in den Boden.

Tipp
Wenn Ihnen die Übung schwerfällt, können Sie sich auch zwei gleich dicke Bücher unter die Fersen legen!

Diese All-in-one-Challenge hat es in sich, denn sie verlangt Ihnen nicht nur Kraft ab, sondern auch eine beachtliche Portion Gleichgewicht, Flexibilität und Koordination. Und genau diese Kombination ist es, die die Muskulatur bis in die kleinste Struktur hinein fordert.

3

Strecken Sie nun ausatmend Ihre Beine, und schieben Sie die Sitzknochen nach oben zur Decke. Der Oberkörper faltet sich währenddessen über die Beine. Die Finger bleiben dabei möglichst am Boden.

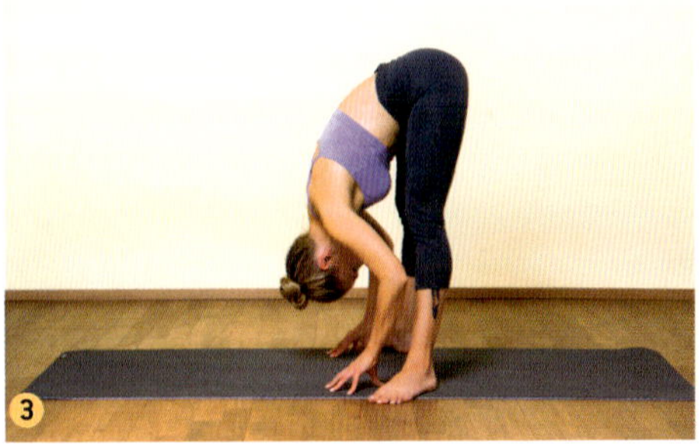

Ausatmen

4

Kommen Sie einatmend in die Hockeposition und bringen Sie die Hände vor die Brust.

Beugen und strecken Sie die Beine fünfmal und bleiben Sie dann in der Hocke.

Wichtig: Bei dieser Haltung ist es wichtiger, den Bauch auf die Oberschenkel zu bringen, als die Knie zu strecken.

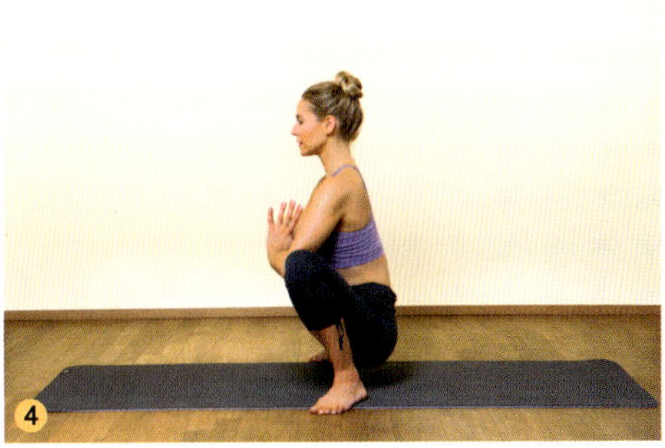

Einatmen

5

Heben Sie die Arme nach oben. Achten Sie dabei unbedingt darauf, dass die Knie nicht nach innen fallen, indem Sie weiterhin die Außenkanten der Füße in den Boden drücken.

Halten Sie die Position für fünf Atemzüge.

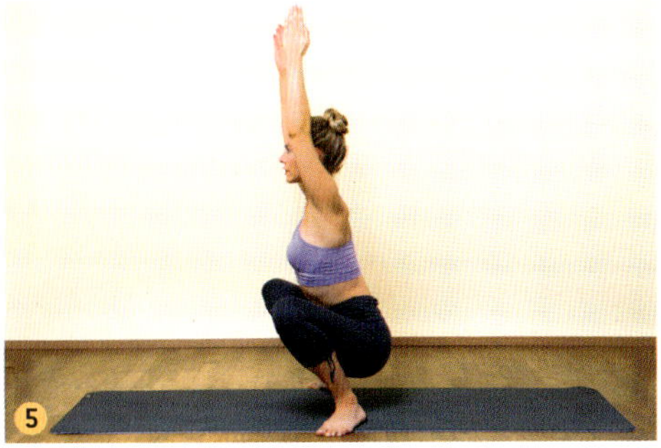

Fünf Atemzüge lang halten

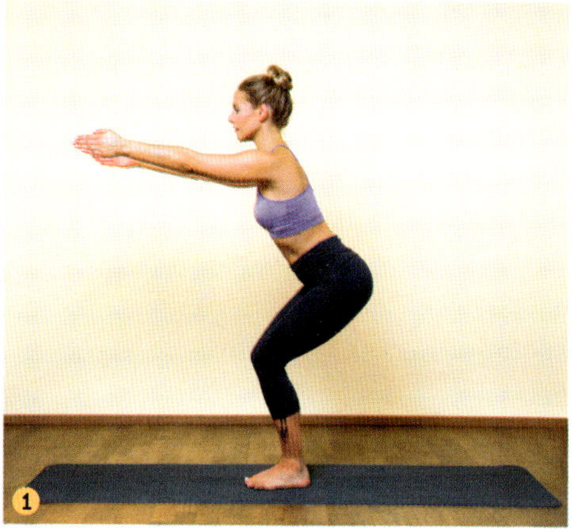

Ausgangsposition

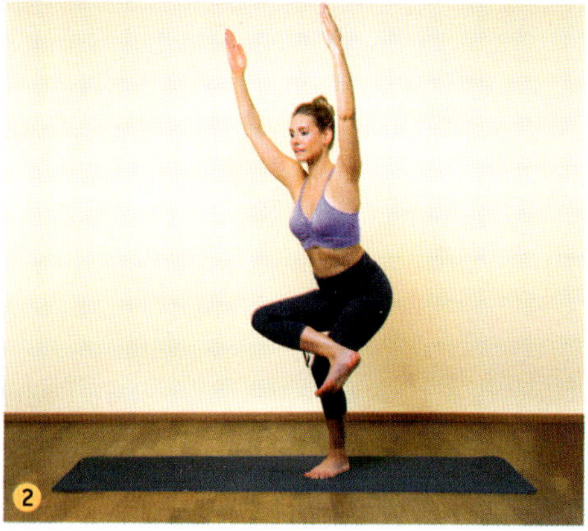

Einatmen

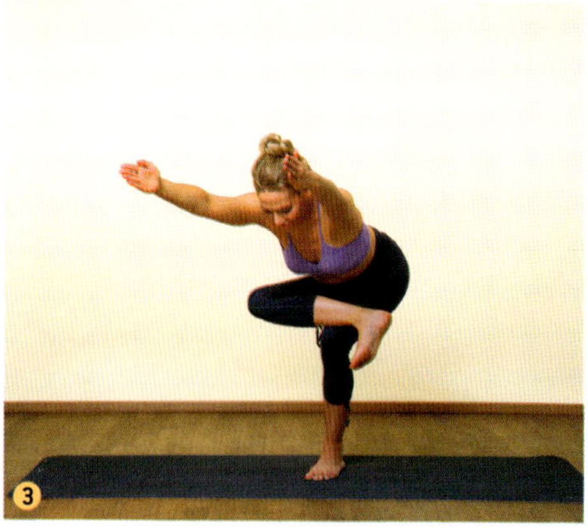

Ausatmen

Blitz

1

Ausgangsposition: Sitz auf einem unsichtbaren Barhocker. Der Oberkörper ist leicht nach vorne geneigt, die Knie befinden sich über den Sprunggelenken.

2

Legen Sie den rechten Knöchel auf das linke Knie, und heben Sie die Arme nach oben neben die Ohren.

Variante: Falls sich dabei Ihr Nacken verspannt, winkeln Sie die Arme an.

3

Setzen Sie sich nun ausatmend tiefer nach hinten ab (der Barhocker wird zum Kinderstuhl), und senken Sie dabei den gestreckten Oberkörper und die Arme nach vorne parallel zum Boden.

Heben und senken Sie den Oberkörper: einatmend heben, ausatmend senken etc.

Wiederholen Sie das Heben und Senken fünfmal und wechseln Sie dann die Beine.

Challenge: Wer immer noch nicht genug hat, bleibt für ein paar Atemzüge »auf dem Kinderstuhl sitzen«.

Boot fahren

1

Ausgangsposition: Aufrechter Sitz mit aufgestellten Füßen. Die Hände greifen die Oberschenkel. Die Schultern ziehen sanft nach hinten, die Bauchmuskulatur ist aktiviert.

2

Neigen Sie den aufrechten Oberkörper leicht nach hinten, bis Sie zwischen Sitzbeinhöckern und Steißbein sitzen, und heben Sie dann die Unterschenkel, bis sie parallel zum Boden schweben.

3

Senken Sie nun ausatmend den Oberkörper nach hinten bis aufs Kreuzbein, und strecken Sie dabei die Beine nach vorne und die Arme zur Seite aus.

Hinweis: Sie werden in dieser Position auch die untere Rückenmuskulatur spüren. Falls diese jedoch sehr unangenehm zwickt, machen Sie die Bewegungsamplitude kleiner.

Bringen Sie einatmend Oberschenkel und Bauch wieder zueinander (siehe Bild 2).

Wiederholen Sie diese Abfolge nun fünf- bis zehnmal.

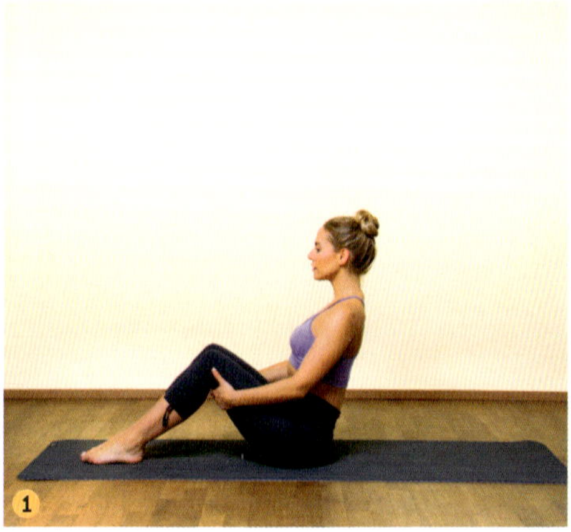

Ausgangsposition

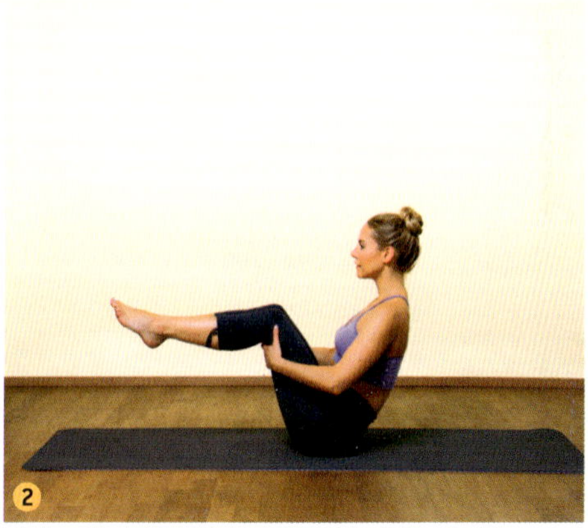

Einatmen

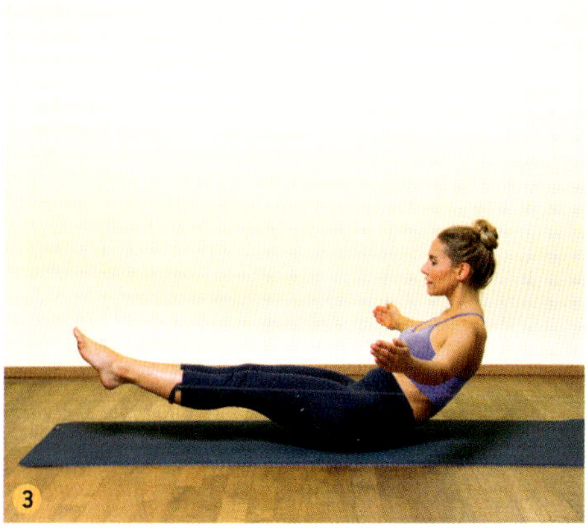

Ausatmen

Seitliches Brett

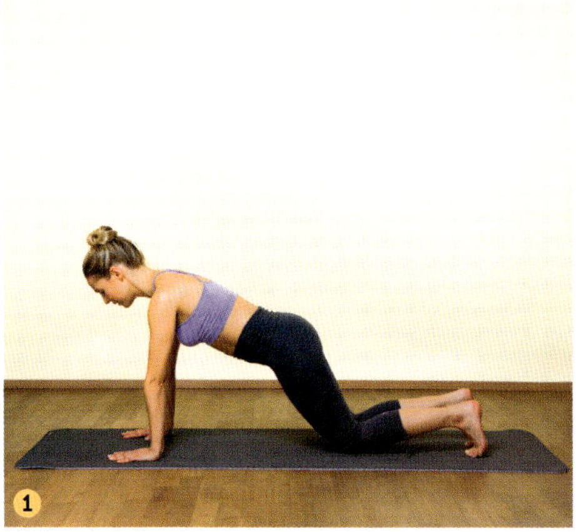

Ausgangsposition

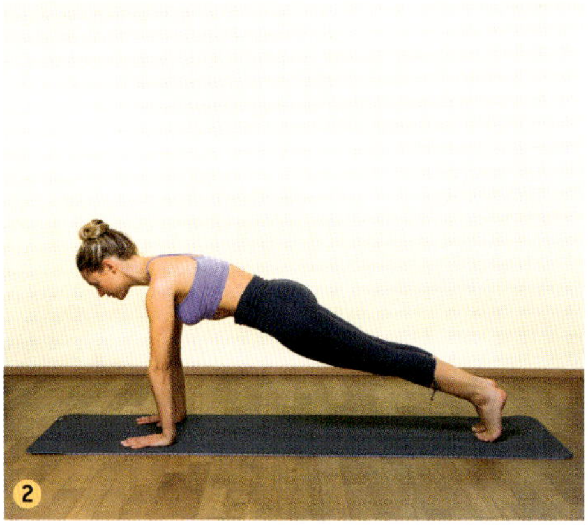

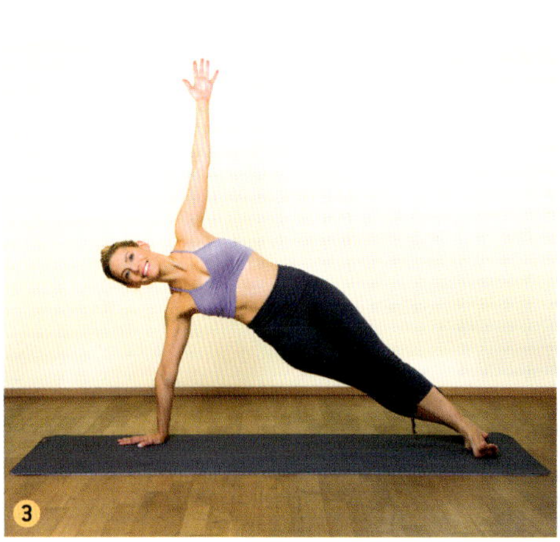

Fünf Atemzüge lang halten

1

Ausgangsposition: Vierfüßler mit nach hinten versetzten Knien. Die Hände befinden sich direkt unter den Schultern. Die Bauchmuskulatur ist angespannt.

2

Lösen Sie die Knie vom Boden, bis die Beine gestreckt sind. Der Körper bildet jetzt eine stabile Ebene von den Fersen bis zum Scheitel und ist parallel zum Boden ausgerichtet.

3

Kippen Sie die Fersen nun nach rechts, und heben Sie währenddessen den linken Arm zur Decke. Die Außenkante des rechten Fußes und die ganze Fußsohle des linken Fußes drücken fest in den Boden.

Halten Sie diese Position für fünf langsame Atemzüge.

Challenge: Lust auf noch mehr Herausforderung? Dann legen Sie die Beine aufeinander. Jetzt liegt das Gewicht nur noch auf der unteren Fußaußenkante und der Hand. Schaffen Sie es jetzt auch noch, den Blick nach oben zur Decke zu heben?

Kommen Sie zurück in die Ausgangsposition und wiederholen Sie die Übung auf der anderen Seite.

Schwimmender Delfin

1

Ausgangsposition: Vierfüßler mit nach hinten versetzten Knien. Die Hände befinden sich direkt unter den Schultern. Die Bauchmuskulatur ist angespannt.

2

Heben Sie die Knie vom Boden ab, bis die Beine gestreckt sind, und lösen Sie auch den linken Fuß vom Boden.

Wichtig: Achten Sie darauf, dass der Rumpf stabil bleibt und dass das Becken nicht nach unten sackt.

3

Beugen Sie nun die Ellenbogen und ziehen Sie das linke Knie gebeugt zum linken Oberarm. Der Kopf bleibt dabei stets in Verlängerung der Wirbelsäule.

Kommen Sie einatmend wieder in die Position von Bild 2 zurück.

Wiederholen Sie die Abfolge fünfmal mit jedem Bein.

Hinweis: Diese Übung ist sehr anspruchsvoll. Arbeiten Sie daher exakt und langsam!

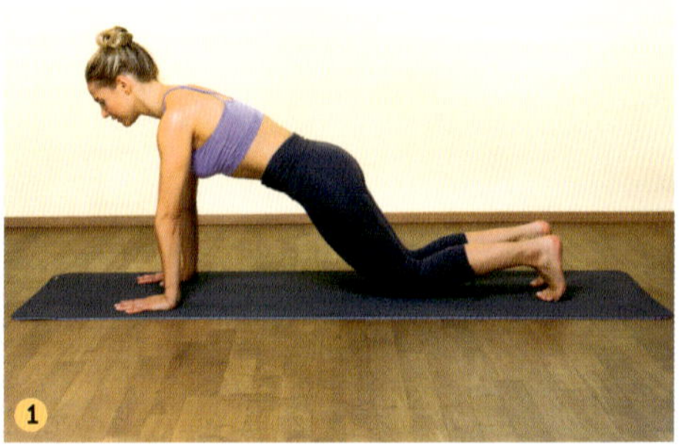

Ausgangsposition

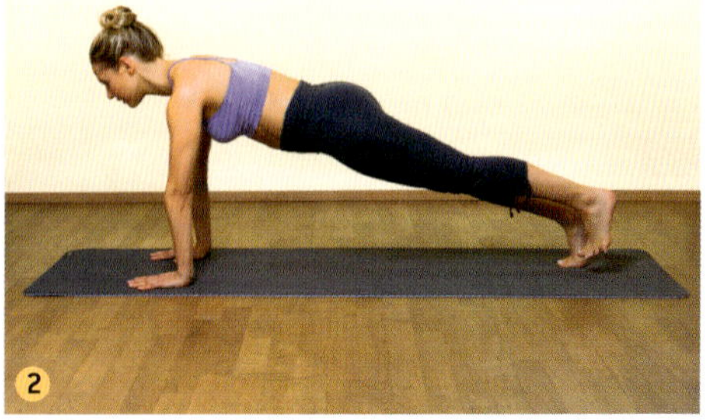

Einatmen

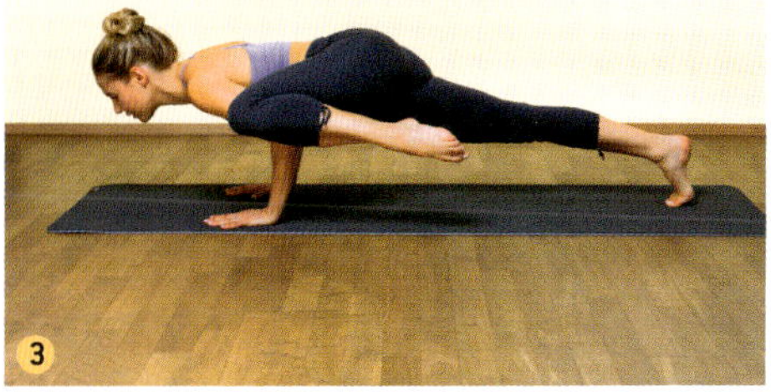

Ausatmen

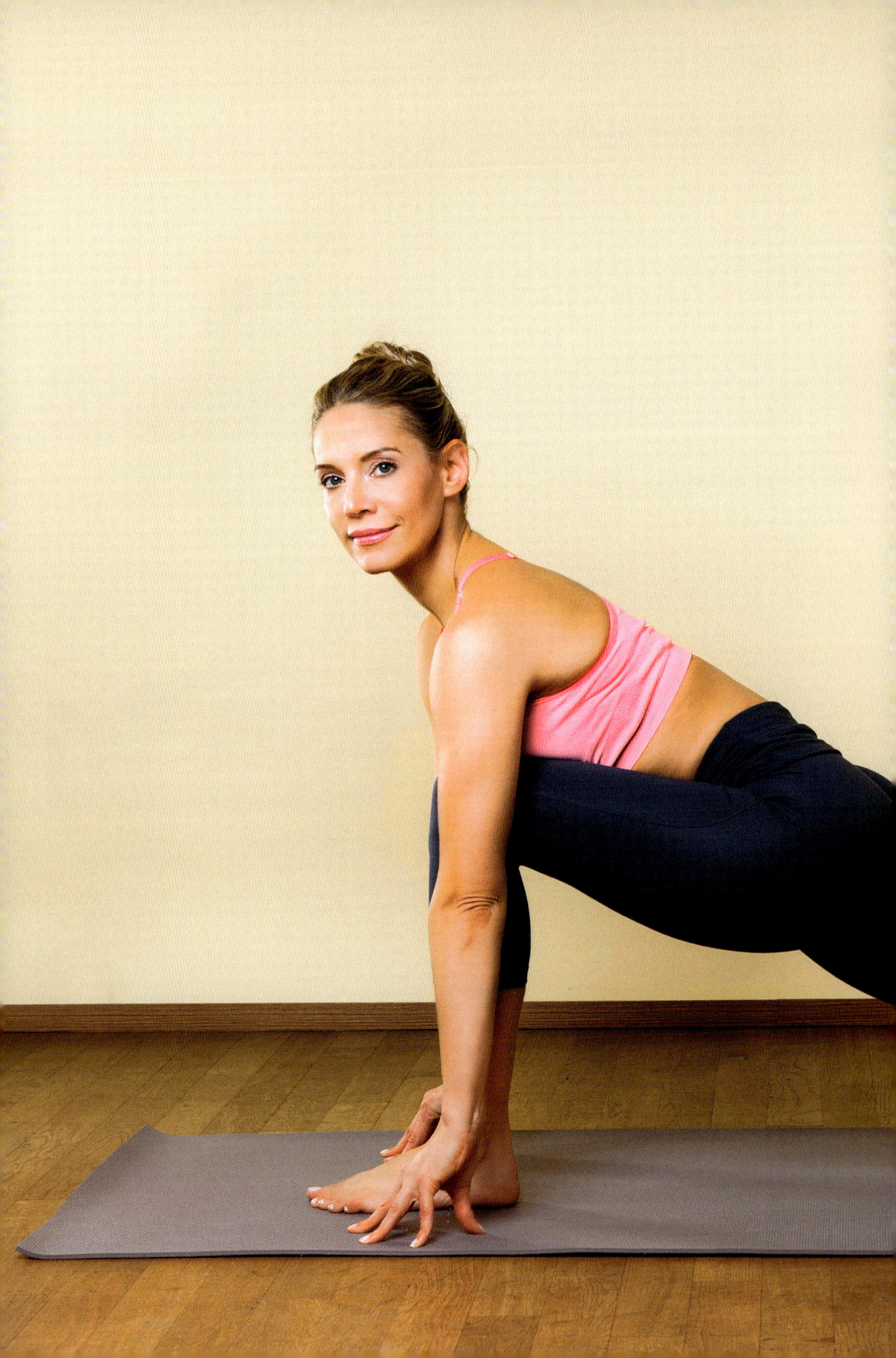

»Herzklopfen« – dynamisches Programm für die Ausdauer

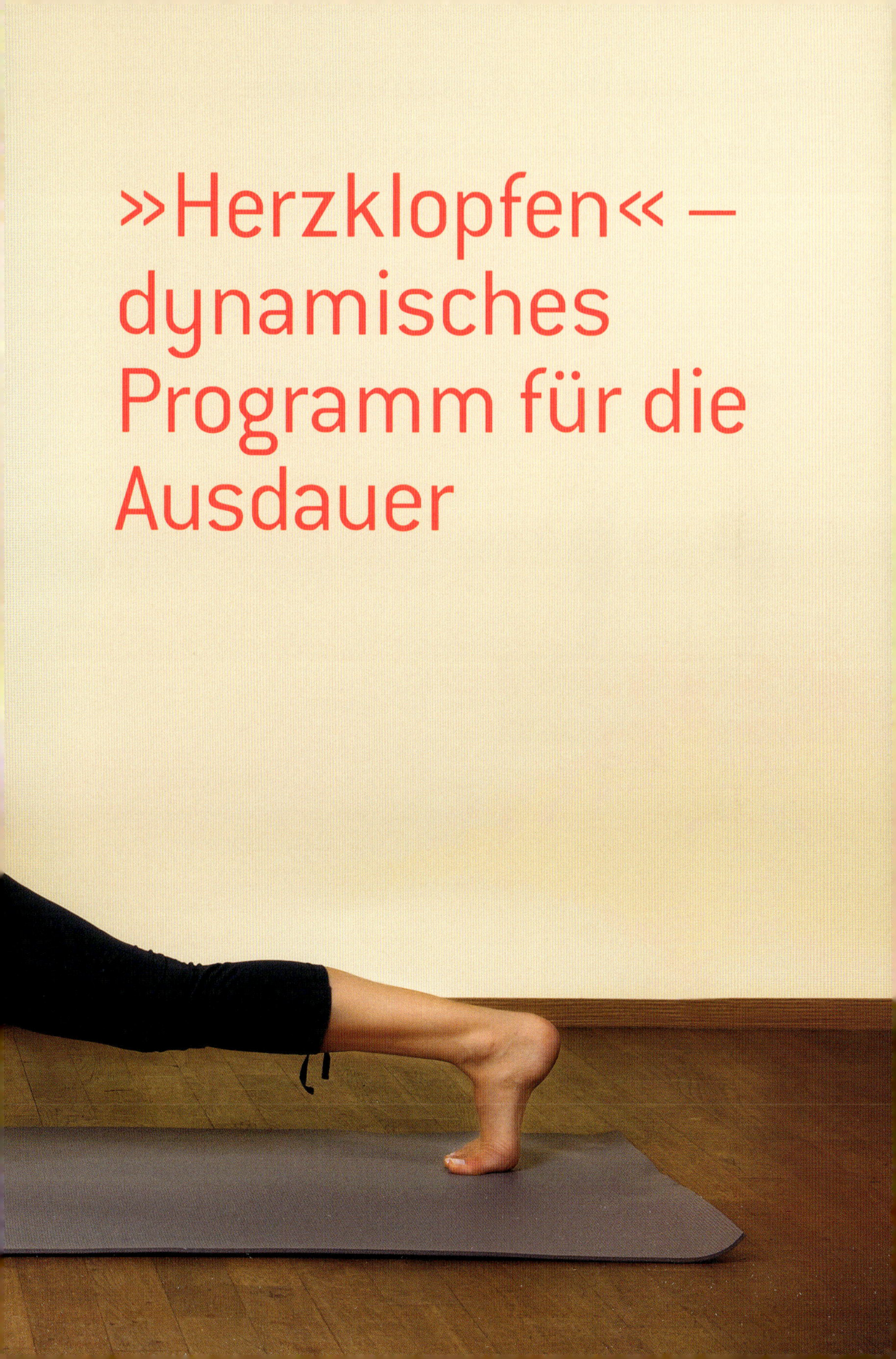

»Herzklopfen« – dynamisches Programm für die Ausdauer

Auf 180 sein? Wegen Stress? Schlecht. Wenn der Grund dafür aber Bewegung ist: klasse! Denn den Puls ab und an in die Höhe zu jagen tut dem Herz-Kreislauf-System gut, es verbrennt Kalorien, und man kann herrlich Dampf ablassen. Die Übungen des folgenden Programms werden daher dy-

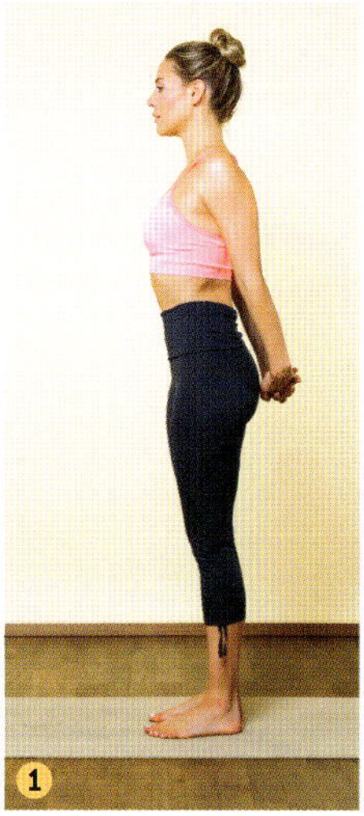

Ausgangsposition

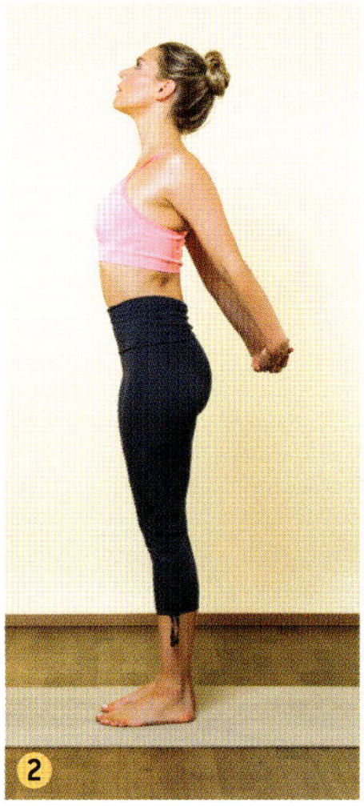

Einatmen

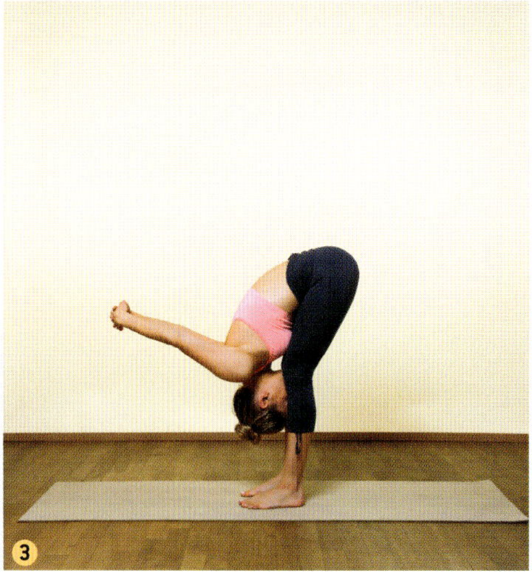

Ausatmen

Mini-Warm-up

1

Ausgangsposition: Aufrechter Stand mit geschlossenen oder hüftbreit geöffneten Füßen. Ziehen Sie das Schambein sanft zum Bauchnabel, und lassen Sie die Wirbelsäule nach oben wachsen.

Verzahnen Sie nun Ihre Finger hinter dem Rücken.

2

Ziehen Sie einatmend die Schultern zurück, und öffnen Sie den Brustkorb, während sich Ihr Blick leicht nach oben richtet.

Wichtig: Halten Sie Lendenwirbelsäule und Becken dabei stabil, und bewegen Sie sich nur aus dem oberen Teil der Wirbelsäule heraus.

3

Beugen Sie leicht die Knie, und falten Sie den Rumpf ausatmend über die Beine. Die Arme ziehen über den Kopf.

Versuchen Sie, Ihren Bauch so nahe wie möglich in Richtung Oberschenkel zu bekommen.

namisch und etwas schneller durchgeführt. Die Bewegungen werden fließend aneinandergereiht, und sobald Sie mit der Abfolge vertraut sind, können Sie Mini-Warm-up, Hund und Krieger sowie Bewegtes Brett 2 zu einem großen Flow verbinden. Auf die Plätze, fertig, los!

4

Beugen Sie einatmend die Knie nun tief, als würden Sie sich auf einen Stuhl setzen, und richten Sie dabei den Oberkörper auf. Die Arme strecken Sie währenddessen nach vorne.

5

Strecken Sie nun ausatmend die Beine wieder, und senken Sie die Arme neben den Körper.

Verschränken sie Ihre Hände dann gleich wieder hinter dem Rücken (siehe Bild 1) und beginnen Sie wieder von vorne.

Wiederholen Sie die Abfolge vier weitere Male, möglichst ohne Pause zwischen den einzelnen Haltungen.

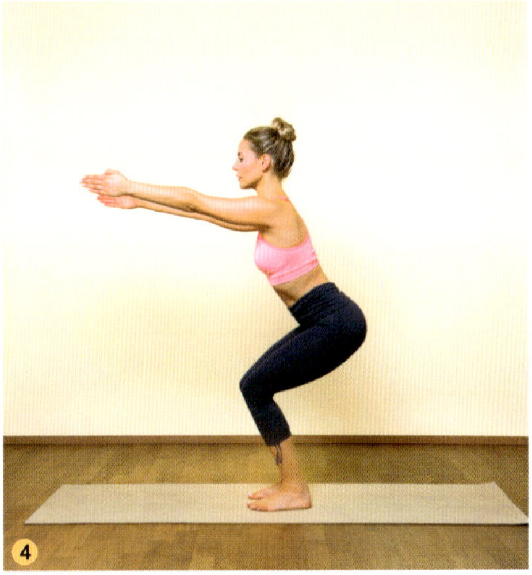

Einatmen

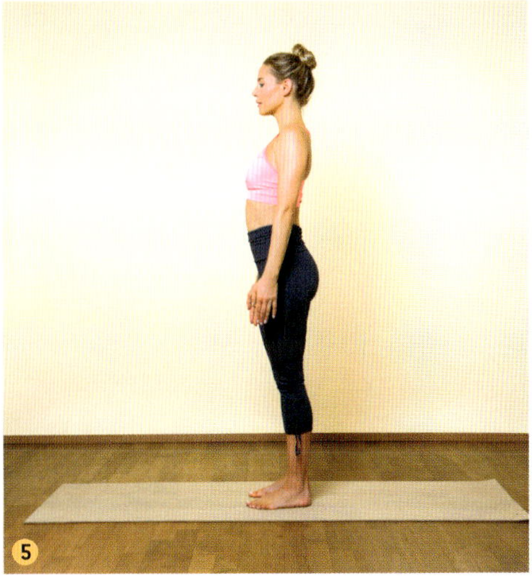

Ausatmen

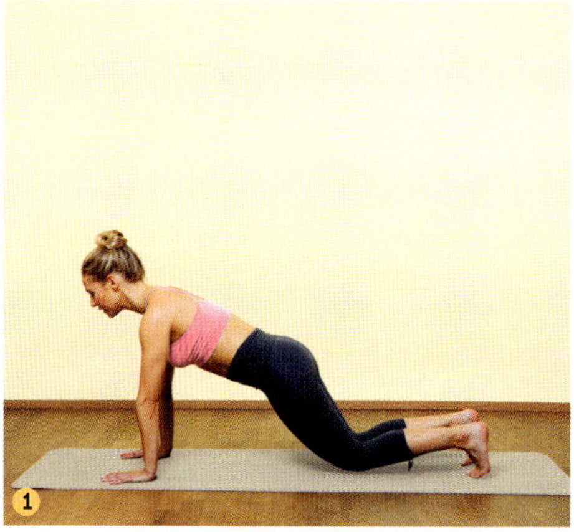

Ausgangsposition

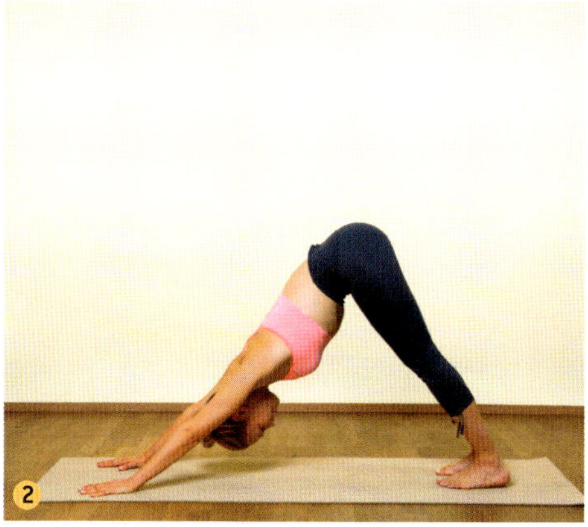

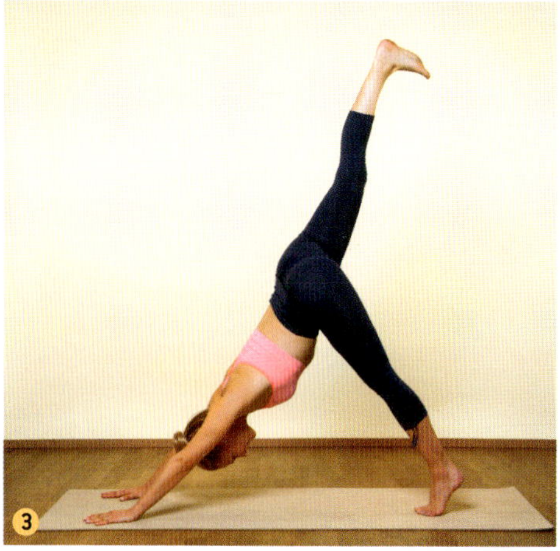

Einatmen

Hund und Krieger

1

Ausgangsposition: Vierfüßler mit nach hinten versetzten Knien. Die Hände befinden sich direkt unter den Schultern. Die Finger sind gespreizt und drücken fest in den Boden.

2

Heben Sie die Sitzbeinhöcker nun weit nach oben zur Decke, während Sie mit den Händen Druck nach vorne abgeben.

Ziehen Sie die Schultern weg von den Ohren, und strecken Sie den Rücken. Der Kopf sinkt entspannt nach unten (»Herabschauender Hund«, siehe Übung Bewegter Hund S. 74).

3

Heben Sie das rechte Bein gestreckt zur Decke. Drücken Sie die Hände noch fester in den Boden, so, als wollten Sie die Matte von sich wegschieben.

Hinweis: Der Körper sollte in dieser Haltung möglichst eine diagonale Linie vom angehobenen Fuß bis zu den Händen bilden. Da dies viel Flexibilität in den Beinen fordert, kann es anfangs hilfreich sein, die Bewegung (das Heben und Senken des Beines) separat zu üben oder auch für einige Atemzüge das Bein oben zu halten!

4

Ziehen Sie das rechte Knie nun eng zum Brustkorb heran und den Fuß in Richtung Bauch.

Die Schultern kommen dabei über die Handgelenke.

Wiederholen Sie die Abfolge fünfmal: einatmend das Bein nach oben strecken, ausatmend zur Brust ziehen (Bild 3 und 4).

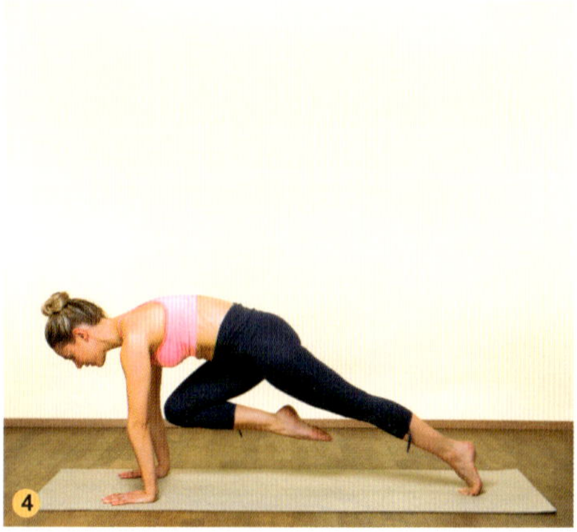

Ausatmen

5

Setzen Sie den rechten Fuß nach der letzten Wiederholung nach vorn zwischen die Hände in den Ausfallschritt.

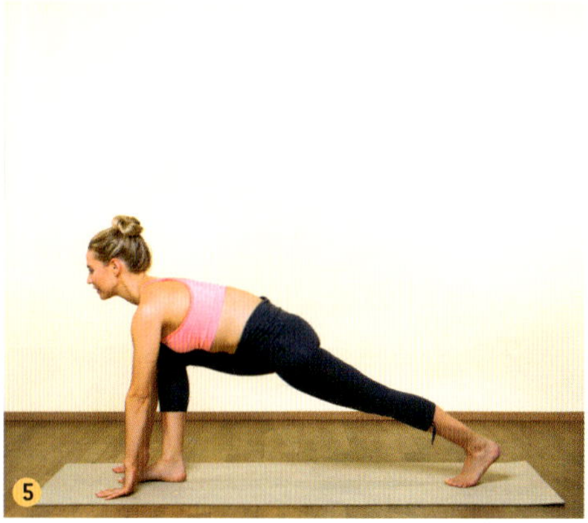

6

Lösen Sie die Hände vom Boden und richten Sie den Oberkörper auf und strecken Sie die Arme nach oben zur Decke. Jetzt befinden Sie sich in der Haltung des Kriegers.

Kommen Sie danach wieder in die Position des Herabschauenden Hundes auf Bild 2 und heben Sie das linke Bein zur Decke.

Wiederholen Sie die Abfolge bis Bild 6 mit dem linken Bein.

Hinweis: Diese Übungsabfolge beansprucht die Handgelenke. Wenn diese noch schwach sind und eine kurze Pause brauchen, bringen Sie kurz die Knie zum Boden und entspannen Sie für ein paar Atemzüge.

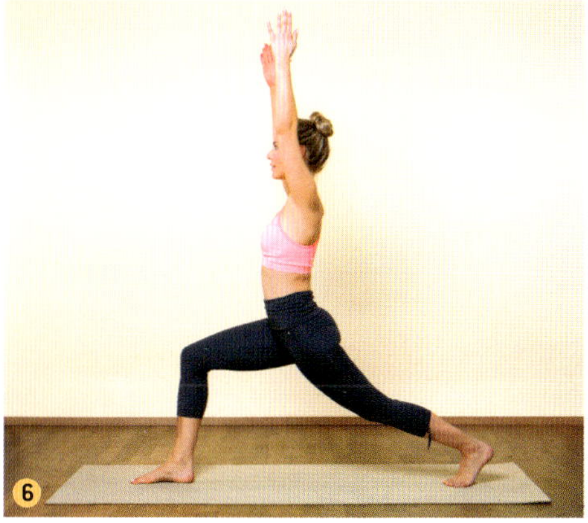

Anschließend zur Haltung auf Bild 2 zurück

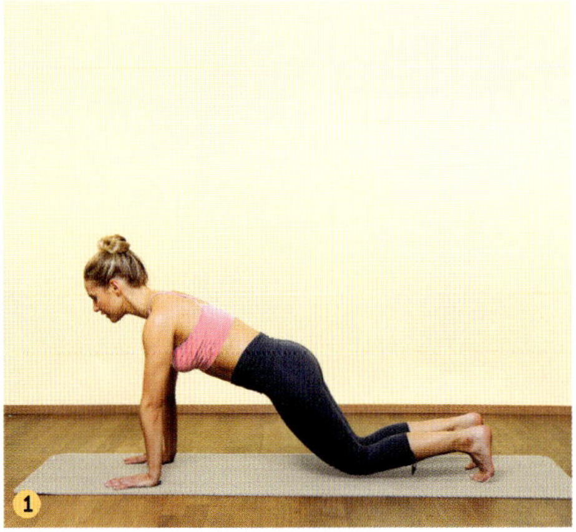

Ausgangsposition

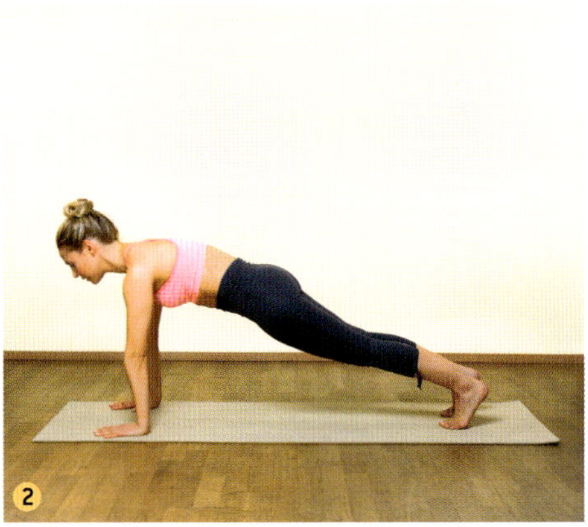

Einatmen

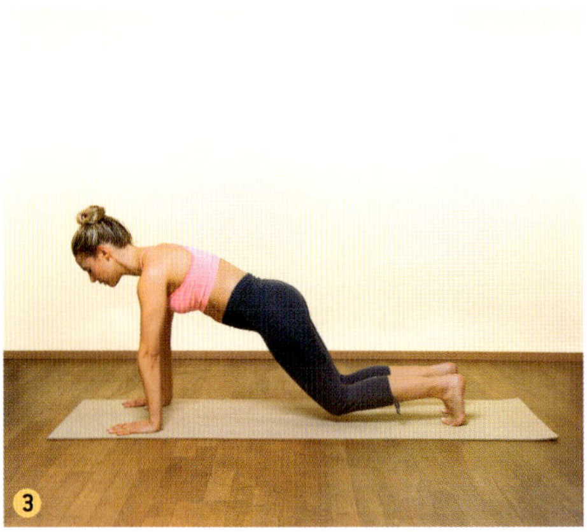

Ausatmen

Bewegtes Brett 2

1

Ausgangsposition: Vierfüßler mit nach hinten versetzten Knien. Die Hände befinden sich direkt unter den Schultern. Die Finger sind gespreizt und drücken fest in den Boden.

2

Strecken Sie nun die Knie, bis der Körper eine stabile Ebene parallel zum Boden bildet.

Wichtig: Halten Sie Ihr Becken neutral, indem Sie Ihr Schambein leicht zum Bauchnabel ziehen. Vermeiden Sie unter allen Umständen ein Hohlkreuz!

3

Beugen Sie nun ausatmend Ihre Knie langsam bis wenige Zentimeter über dem Boden. Holen Sie die Kraft aus der Körpermitte, indem Sie den Bauch fest anspannen.

Beugen und strecken Sie die Knie fünfmal und bleiben Sie dann für fünf Atemzüge in der gebeugten Position knapp über dem Boden.

Tipp
Falls Sie in der Haltung Schmerzen im unteren Rücken bekommen, kippen sie das Becken noch etwas weiter nach vorne, indem Sie versuchen, einen »Buckel« mit der Lendenwirbelsäule zu machen.

4

Strecken Sie die Knie nun wieder und kommen Sie in die Brettposition zurück.

5

Heben Sie die Sitzbeinhöcker ausatmend nach oben zur Decke, während Sie mit den Händen Druck nach vorne abgeben (Sie befinden sich jetzt wieder im »Herabschauenden Hund«).

Senken und heben Sie das Becken fünfmal.

6

Bringen Sie die Knie dann zum Boden. Setzen Sie sich auf die Fersen, und entspannen Sie sich für einen Moment ... oder starten Sie mit einer neuen Runde!

Info

Die Technik des Ujjayi (s. 3. Säule, S. 12) hilft, den Atemstrom zu kontrollieren, auch wenn das Herz schneller schlägt und man versucht ist, schneller oder unregelmäßig zu atmen. Sehr fortgeschritten ist es, Atemzüge und Bewegungen synchron miteinander zu verbinden!

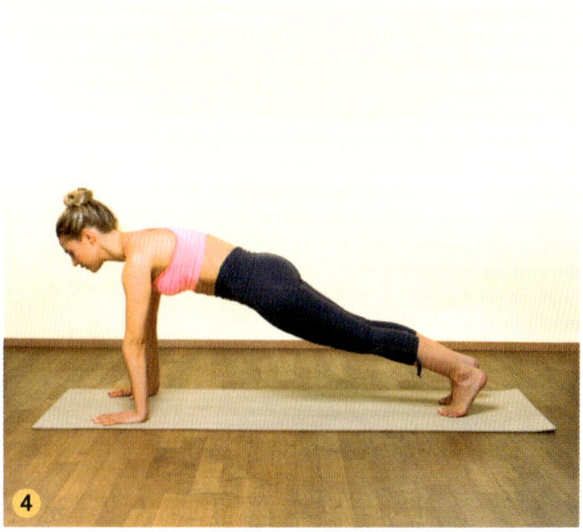

Einatmen

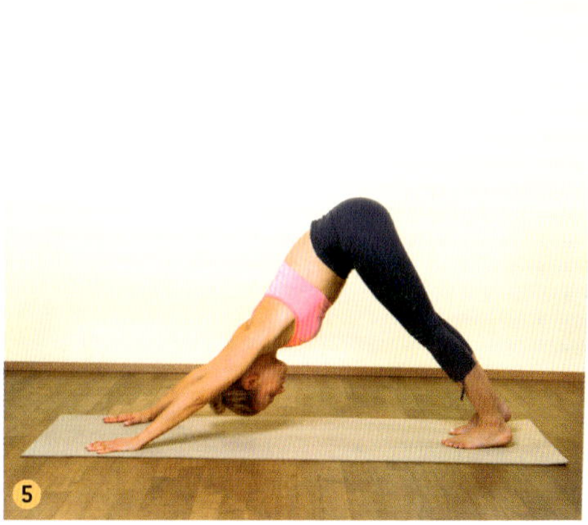

Ausatmen

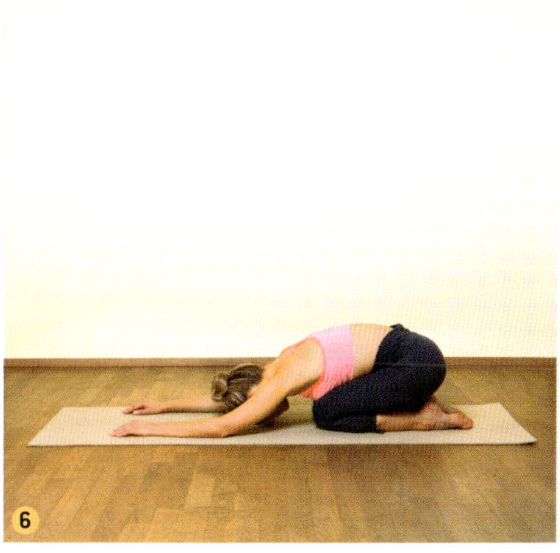

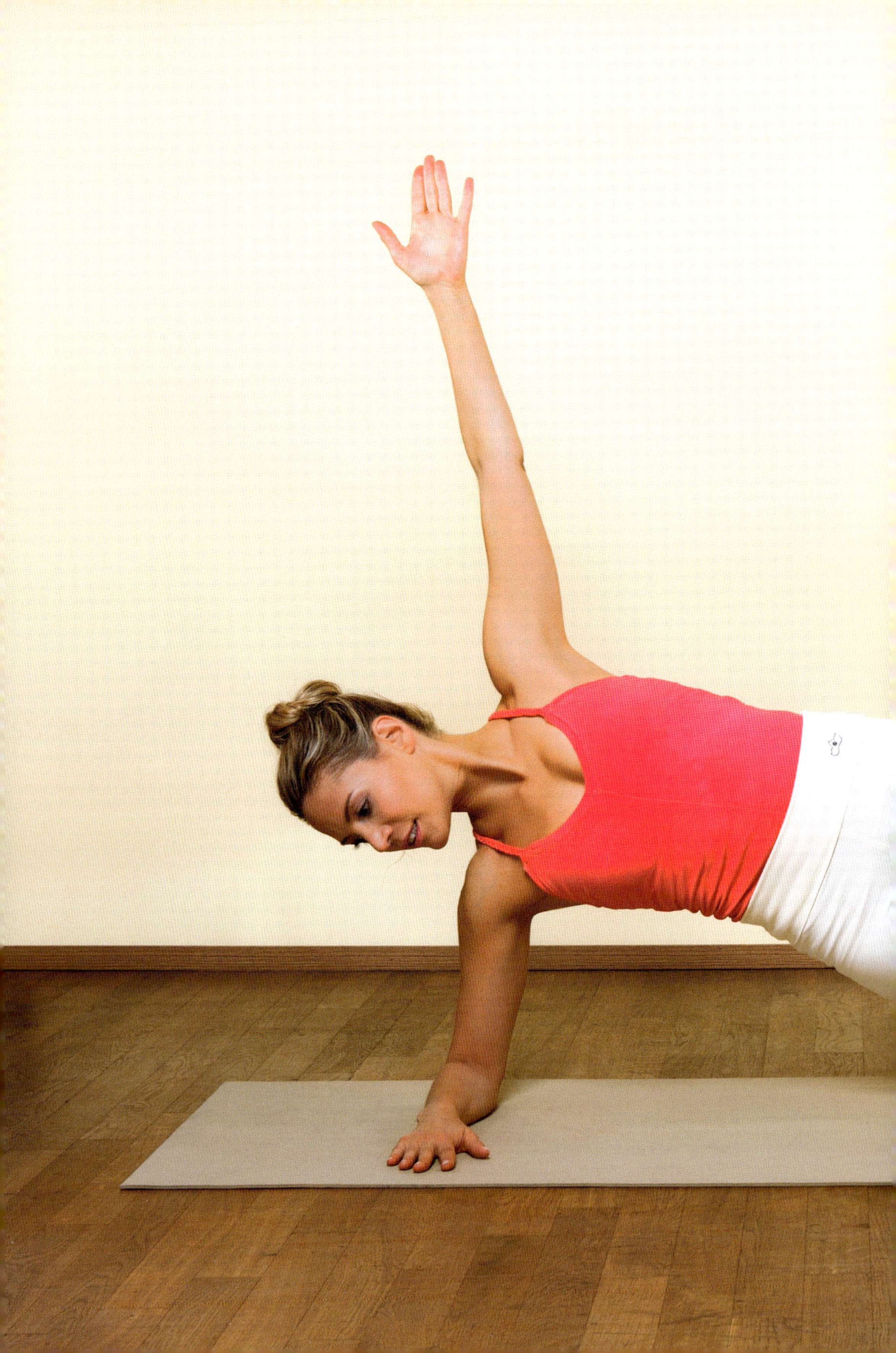

»Kurzgeschichten« – zwei 3-Minuten-Programme für zwischendurch

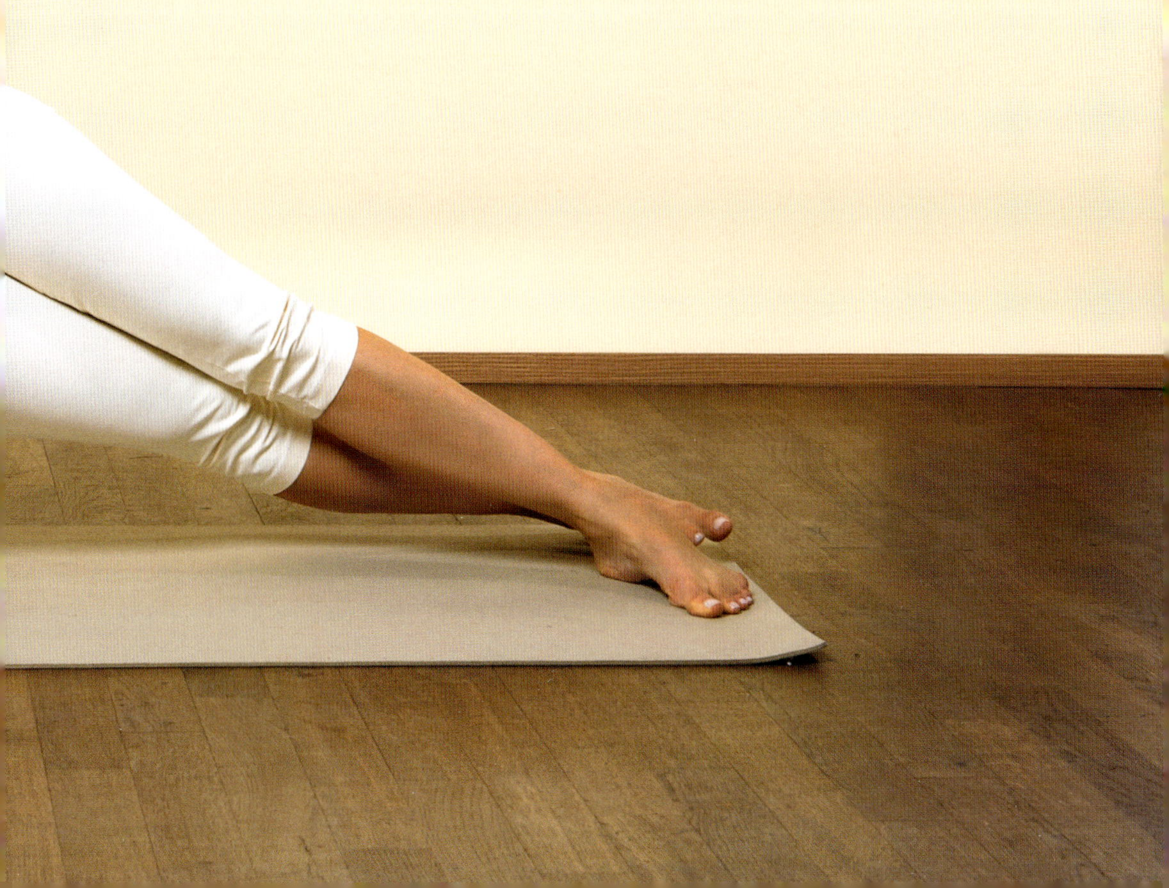

»Kurzgeschichten« – zwei 3-Minuten-Programme für zwischendurch

3-Minuten-Kombis

Drei Minuten gehen immer! Die folgenden Übungskombinationen sind so kurz und knackig, dass sie wirklich jeder Ausrede standhalten.

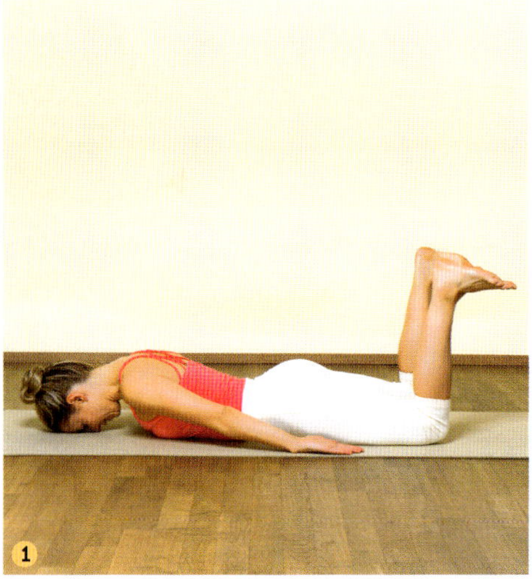

Ausgangsposition

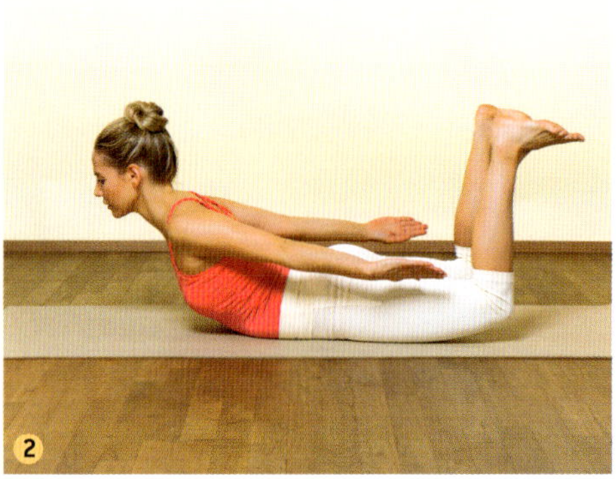

Fünf Atemzüge lang halten

Kombi 1

1

Ausgangsposition: Bauchlage mit angewinkelten Beinen, Zehenspitzen ziehen zum Boden. Kopf und Arme liegen bequem auf der Matte.

2

Heben Sie nun Ihre Oberschenkel, Arme, Brustkorb und Ihren Kopf vom Boden ab. Ziehen Sie die Schulterblätter zueinander, und spannen Sie die gesamte Armmuskulatur bis in die Fingerspitzen an.

Bleiben Sie fünf Atemzüge lang in dieser Haltung, und entspannen Sie sich danach kurz in der Ausgangsposition (siehe Bild 1).

Info

Mit der richtigen Kombination an Bewegungen kann man den Körper in kürzester Zeit von Kopf bis Fuß kräftigen.
Die Zusammenstellung in Kombi 1 zum Beispiel trainiert Rücken, Arme, Po und Oberschenkel (Bild 1 und 2) sowie Bauch, Schultern und Taille (Bild 3, 4, 5).

So kurz die zwei 3-Minuten-Programme für zwischendurch sind, so knackig sind sie auch. Sollten Sie doch etwas mehr Zeit haben, können Sie auch beide Kombis hintereinander machen. Dabei kommen Ihre Muskeln garantiert ins Zittern!

3

Ausgangsposition: Vierfüßler auf den Unterarmen. Die Unterarme liegen waagrecht vor Ihnen, die Schultern ziehen nach hinten.

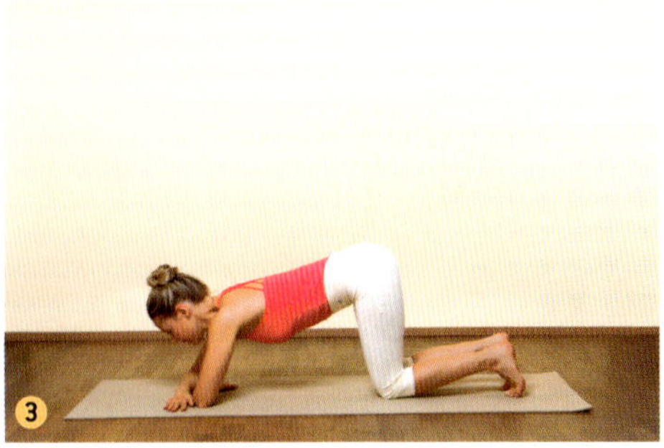

Ausgangsposition

4

Setzen Sie nun die Füße zurück, bis der Körper eine Ebene parallel zum Boden bildet – vom Kopf bis zu den Fersen.

Bleiben Sie fünf Atemzüge lang in dieser Position.

Wichtig: Bleiben Sie im Bauch und Beckenbereich so stabil wie möglich!

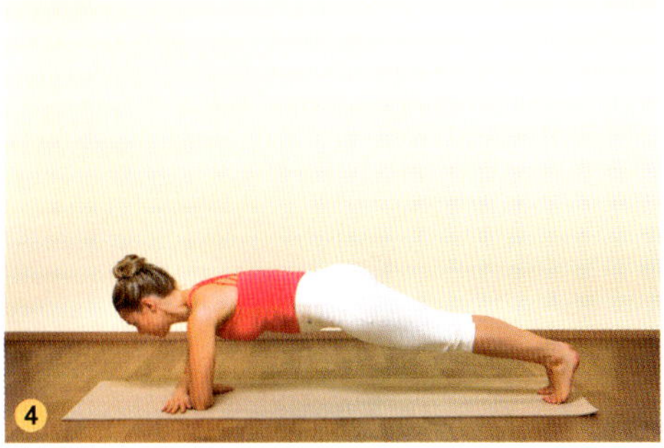

Fünf Atemzüge lang halten

5

Verlagern Sie das Gewicht auf den rechten Unterarm, und heben Sie den linken Arm nach oben zur Decke. Die Fersen klappen dabei auf die rechte Seite.

Halten Sie auch diese Position fünf Atemzüge lang, und wechseln Sie dann die Seite.

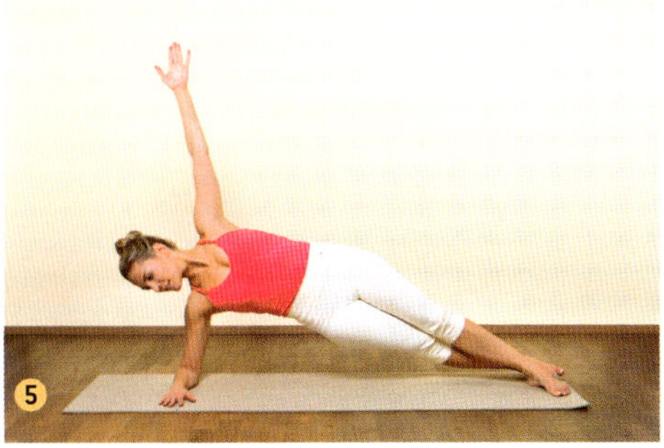

Fünf Atemzüge lang halten

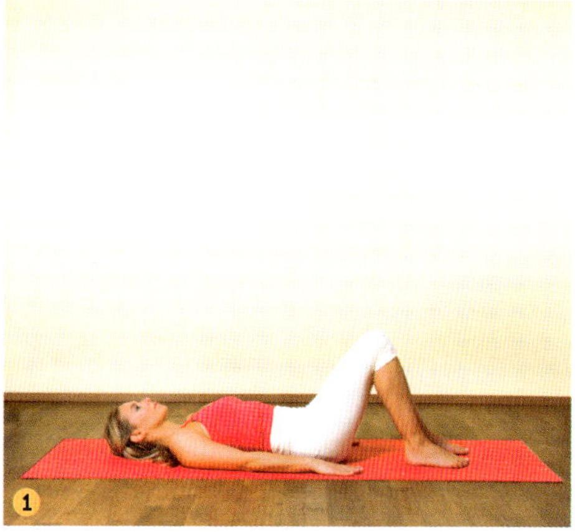

Ausgangsposition

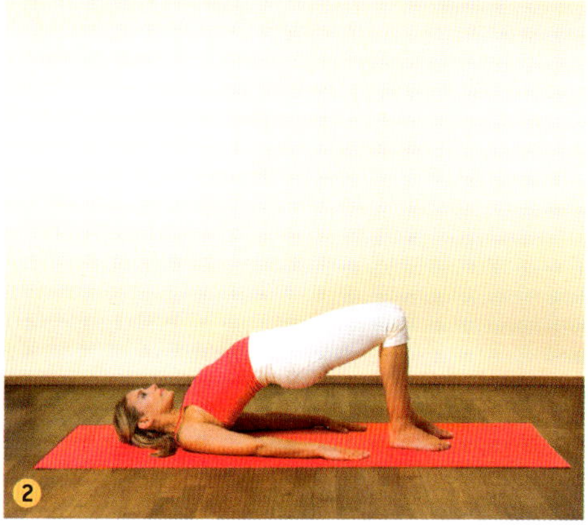

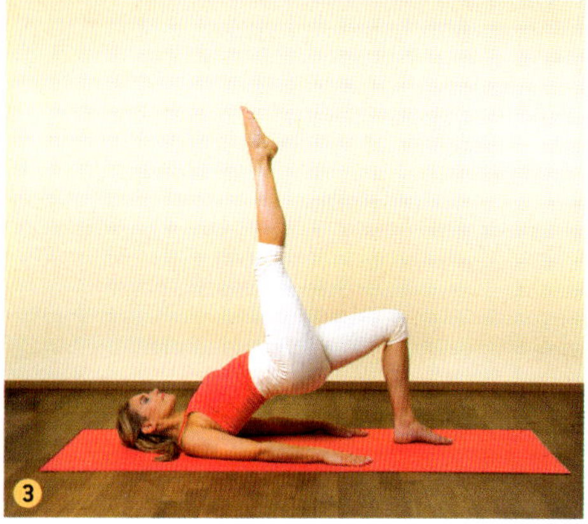

Fünf Atemzüge lang halten

Kombi 2

1

Ausgangsposition: Rückenlage mit hüftbreit aufgestellten Füßen. Die Arme liegen neben dem Körper.

2

Lösen Sie die Wirbelsäule nun Wirbel für Wirbel vom Boden (vom Steißbein bis zur Brustwirbelsäule). Nacken und Schultern bleiben dabei unbedingt entspannt.

Wichtig: Achten Sie darauf, dass das Becken dabei nicht nach unten ausweicht oder kippt! Sie verhindern dies auch, indem Sie die Arme in die Matte drücken.

3

Verlagern Sie das Gewicht auf den linken Fuß, und strecken Sie das rechte Bein senkrecht zur Decke.

Bleiben Sie für fünf Atemzüge in dieser Position, und wechseln Sie dann die Beine.

Hinweis: Wie so oft können unbewegliche Beinrückseiten die Ausführung der Übung erschweren. Hier empfiehlt es sich, das angehobene Bein etwas zu beugen – dann geht es etwas leichter!

4

Ziehen Sie die Knie in der Rückenlage zur Brust, und heben Sie den Kopf. Die Hände stützen ihn, damit Ihr Nacken und Hals dabei entspannt bleiben.

5

Strecken Sie die Beine diagonal nach vorne oben. Der untere Rücken drückt leicht in den Boden.

Challenge: Anstrengender wird es, wenn Sie neben Kopf und Schultern auch die Schulterblätter anheben.

6

Malen Sie nun mit beiden Beinen Kreise aus den Hüftgelenken in die Luft. Rumpf und Becken bleiben währenddessen stabil.

Kreisen Sie fünfmal in jede Richtung.

Tipp
Falls diese Übung Beschwerden im unteren Rücken verursacht, machen Sie die Kreise kleiner. Größere Kreise dagegen fordern die Muskeln mehr heraus! Vor allem der Halbkreis vom Körper weg hat es in sich.

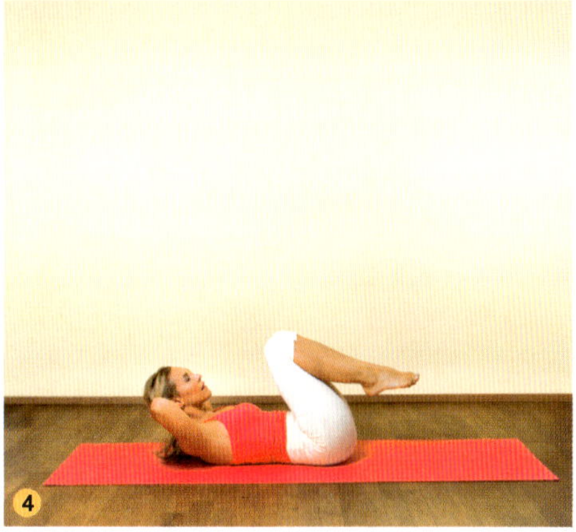

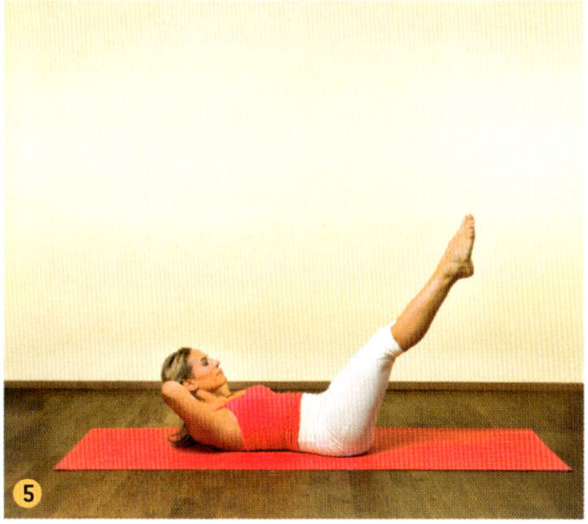

Atem fließt

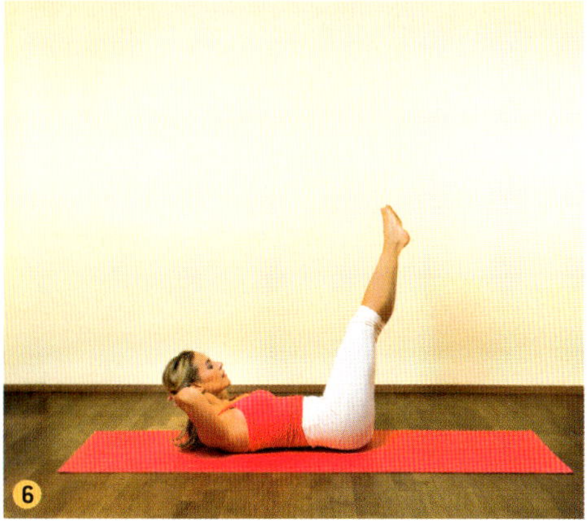

Fünfmal in jede Richtung kreisen

»Zwischen Tür und Angel« – Stehprogramm in Alltagskleidung

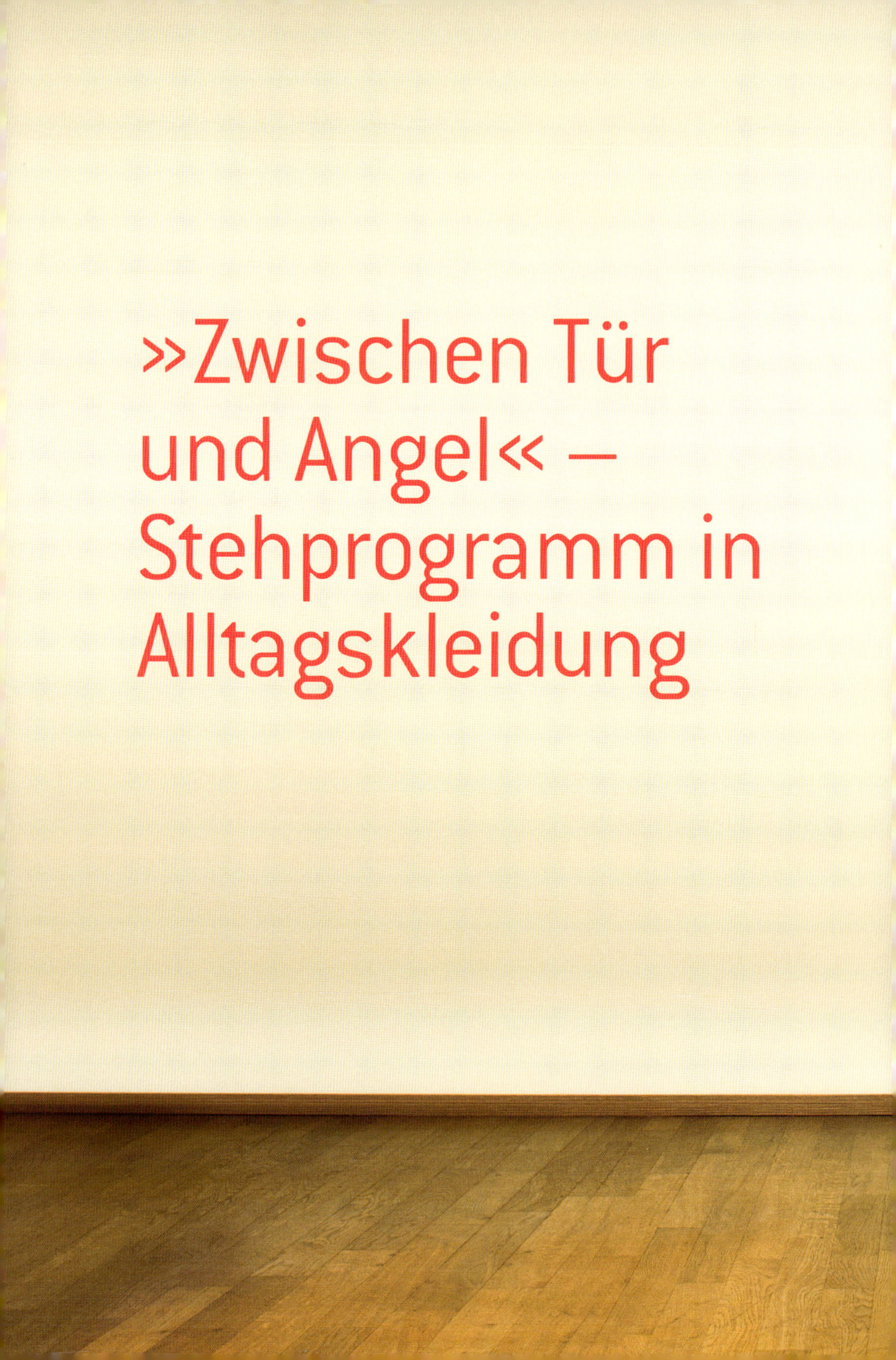

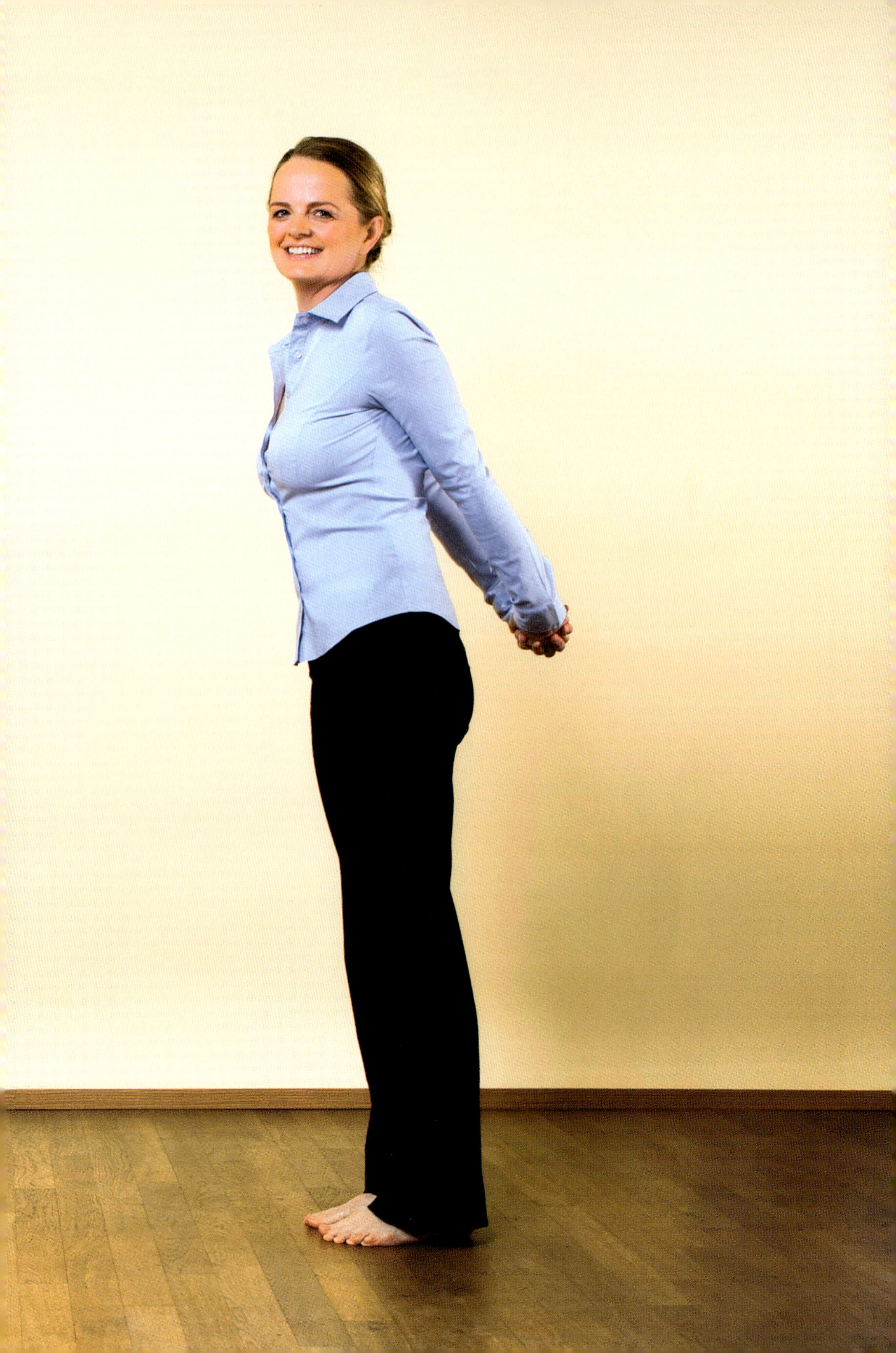

»Zwischen Tür und Angel« – Stehprogramm in Alltagskleidung

Manchmal ist so viel zu tun, dass nicht mal genügend Zeit bleibt, um in die Sportkleidung zu schlüpfen. Aber bevor Sie das Training deshalb ganz ausfallen lassen, machen Sie doch einfach dieses kleine Programm »off the mat« – denn dafür brauchen Sie nicht einmal Sportkleidung.

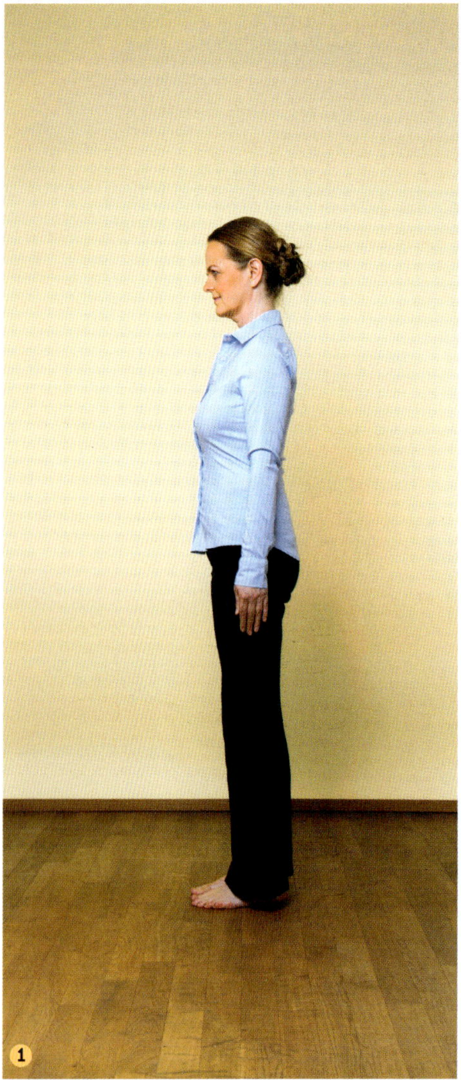

Ausgangsposition

Sitzen ohne Sitz

1

Ausgangsposition: Aufrechter Stand mit geschlossenen Beinen. Das Gewicht ist gleichmäßig auf beide Füße verteilt. Der Bauch ist angespannt.

2

Setzen Sie sich nun auf einen imaginären tiefen Stuhl nach hinten ab, indem Sie Ihr Gewicht etwas in Richtung der Fersen verlagern. Der Oberkörper neigt sich dabei leicht nach vorn. Heben Sie die Arme währenddessen parallel zum Boden.

Sie dürfen hier für rund zehn Atemzüge »sitzen bleiben«.

Drücken Sie Sie feste die Knie zueinander und setzen Sie sich mit jedem Ausatemzug noch ein kleines Stückchen tiefer!

Vorsicht: In dieser Position schieben sich die Knie schnell mal vor die Sprunggelenke, was den Kniegelenken schadet. Bitte vermeiden!

Sie können sogar ein Hemd oder einen Rock dabei anbehalten, da alle Übungen im Stehen und »zwischen Tür und Angel« – also auch noch im Büro oder während der Mittagspause – ausführbar sind; In High Heels bitte nur, wenn Sie sich darauf wie zuhause fühlen.

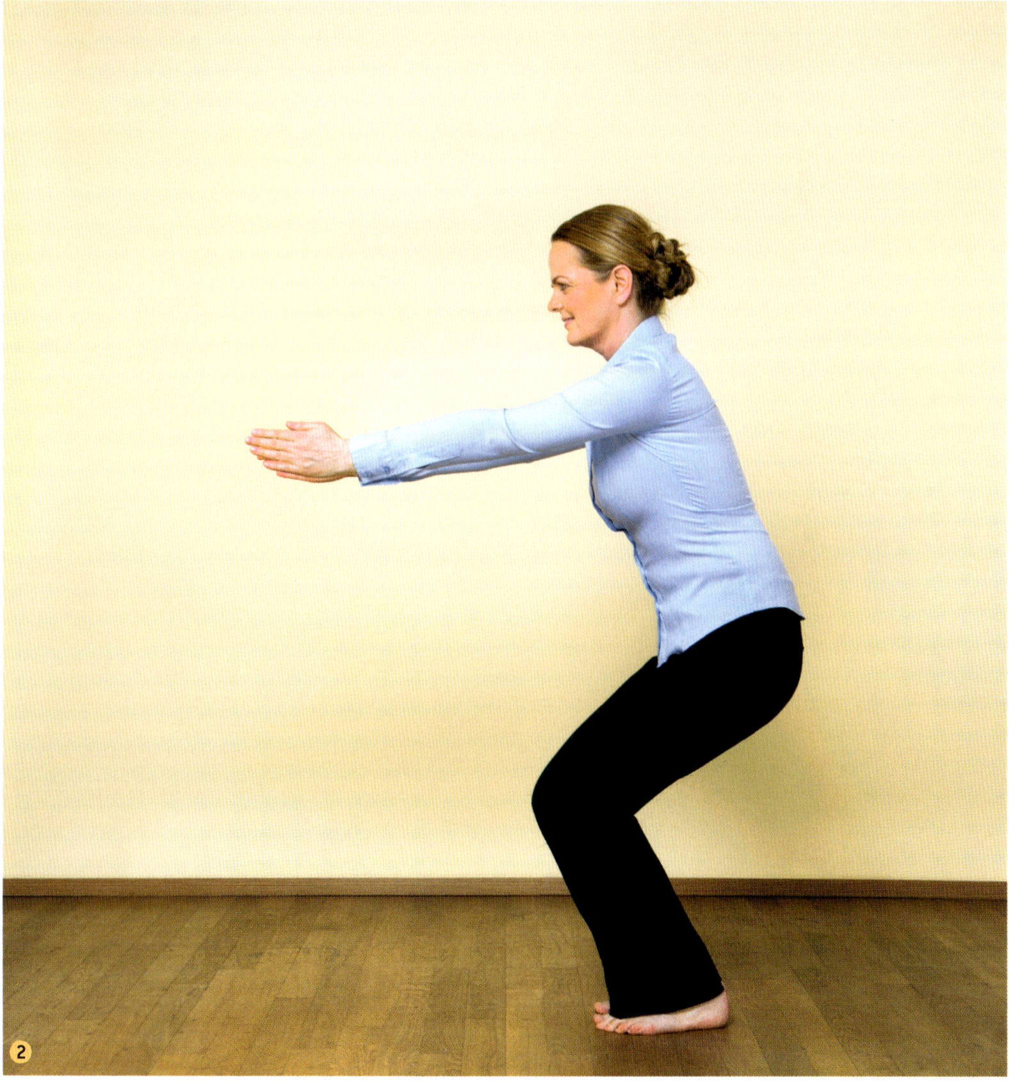

Fünf bis zehn Atemzüge lang halten

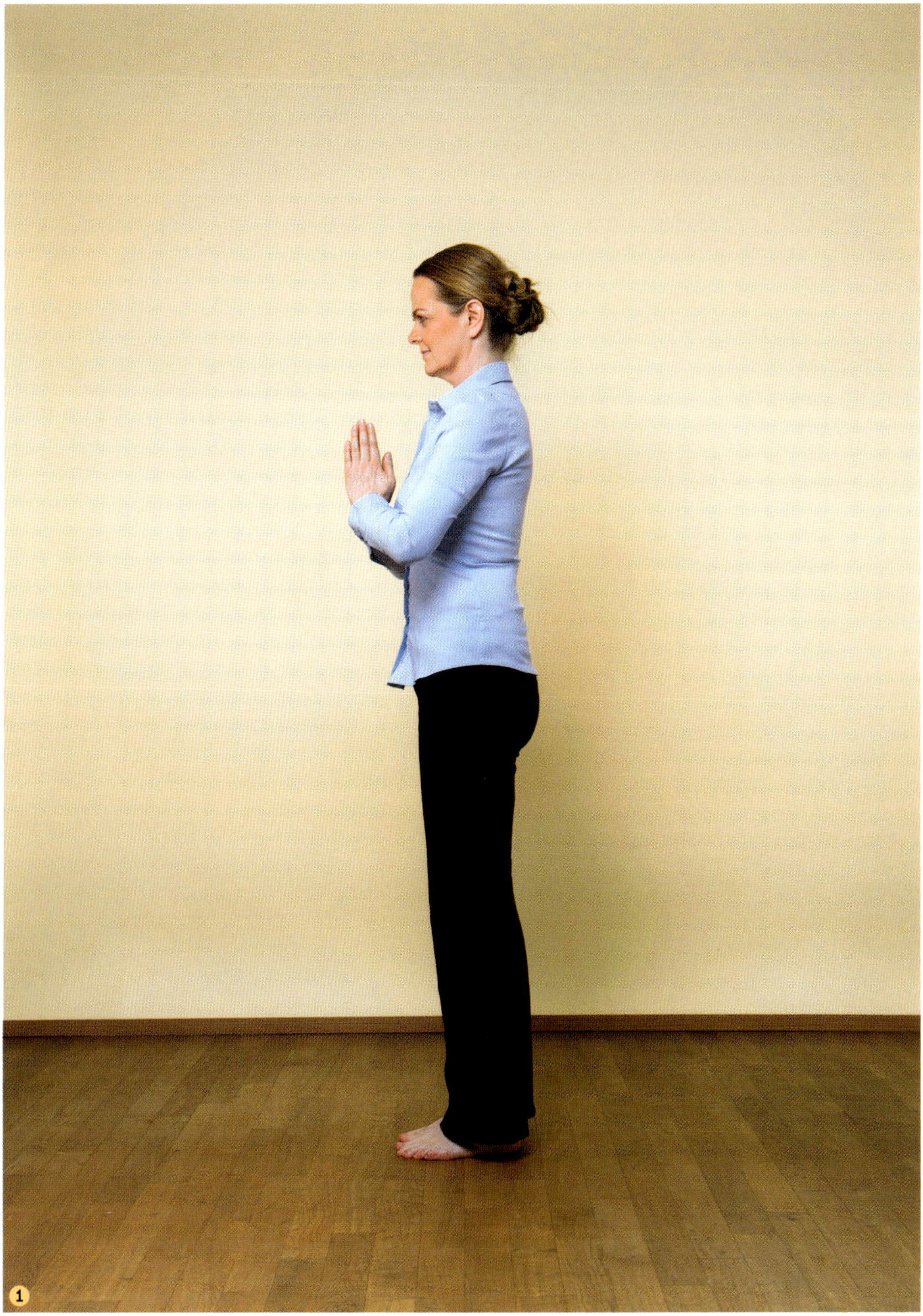

Ausgangsposition

Zehenstand

1

Ausgangsposition: Aufrechter Stand mit geschlossenen oder hüftbreit geöffneten Beinen. Das Gewicht ist gleichmäßig auf beide Füße verteilt, die Oberschenkel sind angespannt. Die Handflächen liegen vor dem Brustkorb aufeinander.

Tipp
Fixieren Sie den Blick auf einen statischen Punkt vor Ihnen im Raum, das macht die Gleichgewichtsübungen leichter.

2

Lösen Sie nun einatmend die Fersen vom Boden, und kommen Sie auf die Fußballen. Die Arme heben Sie währenddessen zur Decke. Der Nacken bleibt dabei möglichst entspannt.

3

Beugen Sie ausatmend Ihre Knie, soweit es Ihnen möglich ist – maximal so weit, bis das Gesäß die Fersen berührt. Die Hände kommen dabei wieder vor den Brustkorb.

Beugen und strecken Sie die Beine auf diese Weise fünfmal.

Challenge: Versuchen Sie die Übung mit geschlossenen Augen.

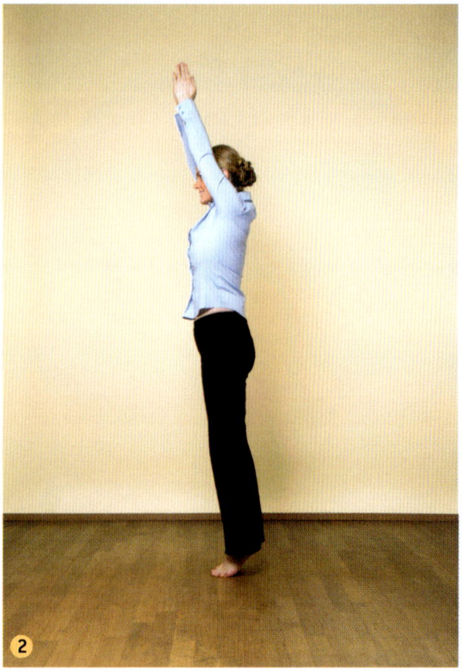

2

Einatmen

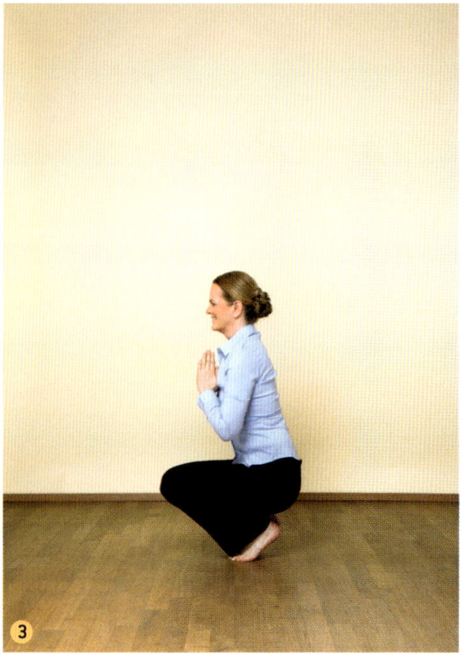

3

Ausatmen

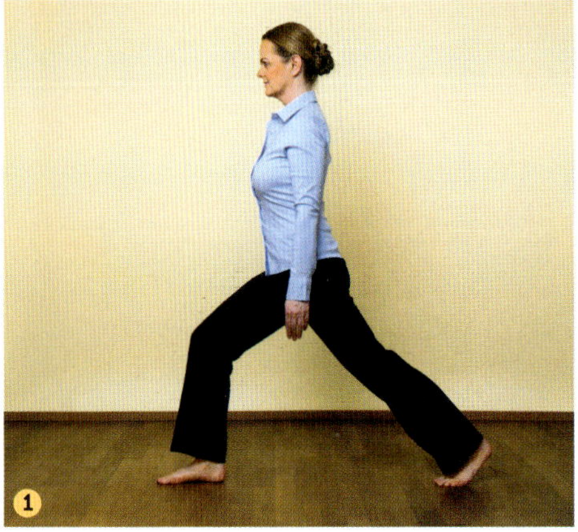

Ausgangsposition

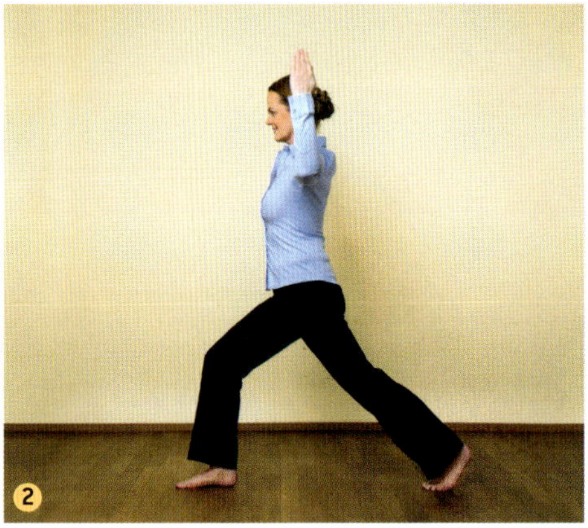

Einatmen

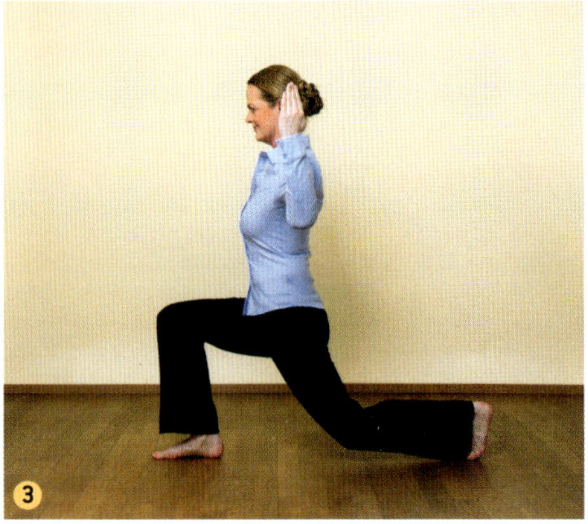

Ausatmen

Krieger

1

Ausgangsposition: Großer Ausfallschritt. Der hintere Fußballen ist aufgestellt. Das Schambein zieht zum Bauchnabel, um ein Hohlkreuz zu vermeiden. Das Körpergewicht ist gleichmäßig auf beide Beine verteilt.

2

Drücken Sie die Füße fest in den Boden und zueinander. So, als wollten Sie die Matte mit den Füßen zusammenschieben.

Das hintere Knie darf sich dabei gerne etwas beugen.

Wichtig: Achten Sie darauf, dass der Rumpf senkrecht über dem Becken bleibt und nicht nach vorne ausweicht!

Hinweis: Falls das vordere Knie über das Sprunggelenk ragt, machen Sie den Schritt größer. Das macht die Übung auch gleich etwas anstrengender!

3

Beugen Sie die Knie ausatmend so tief, bis das vordere Knie im rechten Winkel ist und das hintere näher zum Boden kommt.

Strecken und beugen Sie die Knie fünfmal und wechseln Sie dann die Beine.

Winkel

1

Ausgangsposition: Weit ausgestellte, sanft gebeugte Beine, die Zehenspitzen zeigen nach außen. Die Knie befinden sich über den Sprunggelenken. Die Arme sind zur Seite angehoben und leicht angespannt.

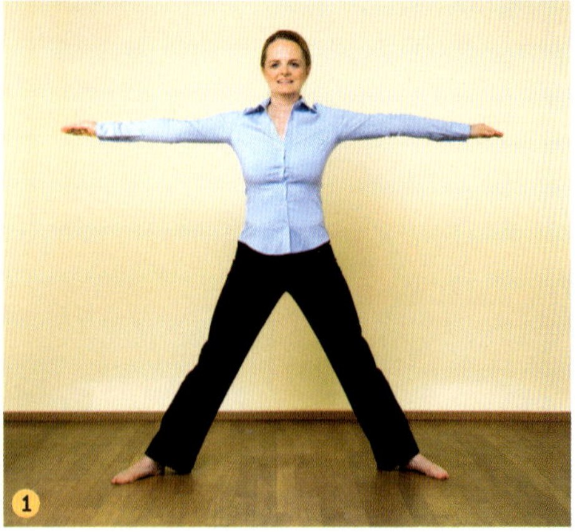

Ausgangsposition

2

Ziehen Sie die Schulterblätter sanft zueinander, spannen Sie den Bauch an und senken Sie den Rumpf parallel zum Boden, ohne dabei den Rücken zu runden.

Bleiben Sie für fünf Atemzüge in der Position und achten Sie darauf, die Wirbelsäule gestreckt zu halten.

Challenge: Noch ein bisschen anstrengender wird es, wenn Sie die Arme langsam nach vorne neben die Ohren ausstrecken. Aber bitte nur so weit, dass der Nacken dabei nicht verspannt!

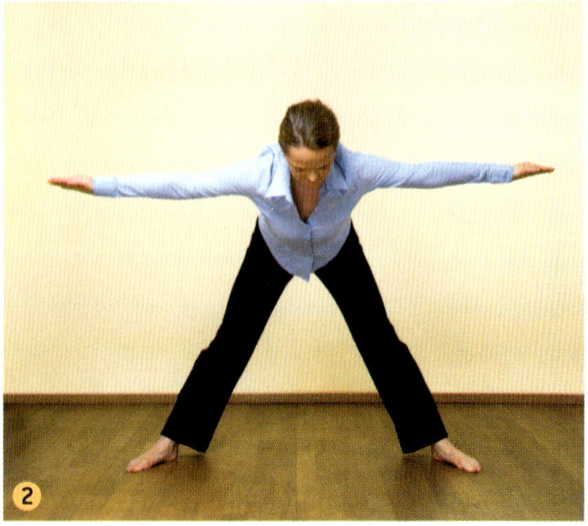

Fünf Atemzüge lang halten

3

Lassen Sie zum Abschluss den Oberkörper locker nach unten aushängen, um Rücken, Nacken und Arme zu entspannen.

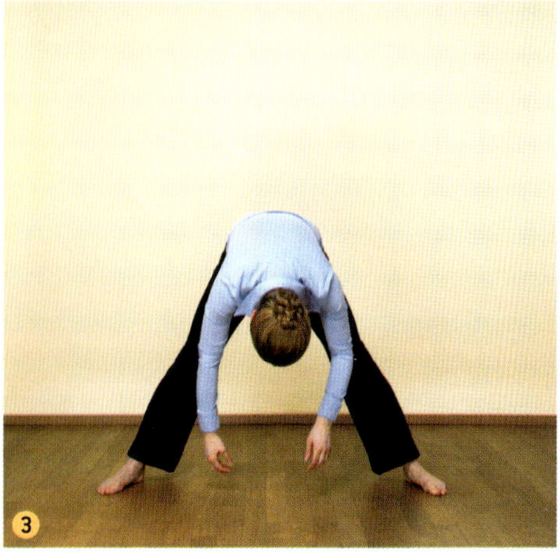

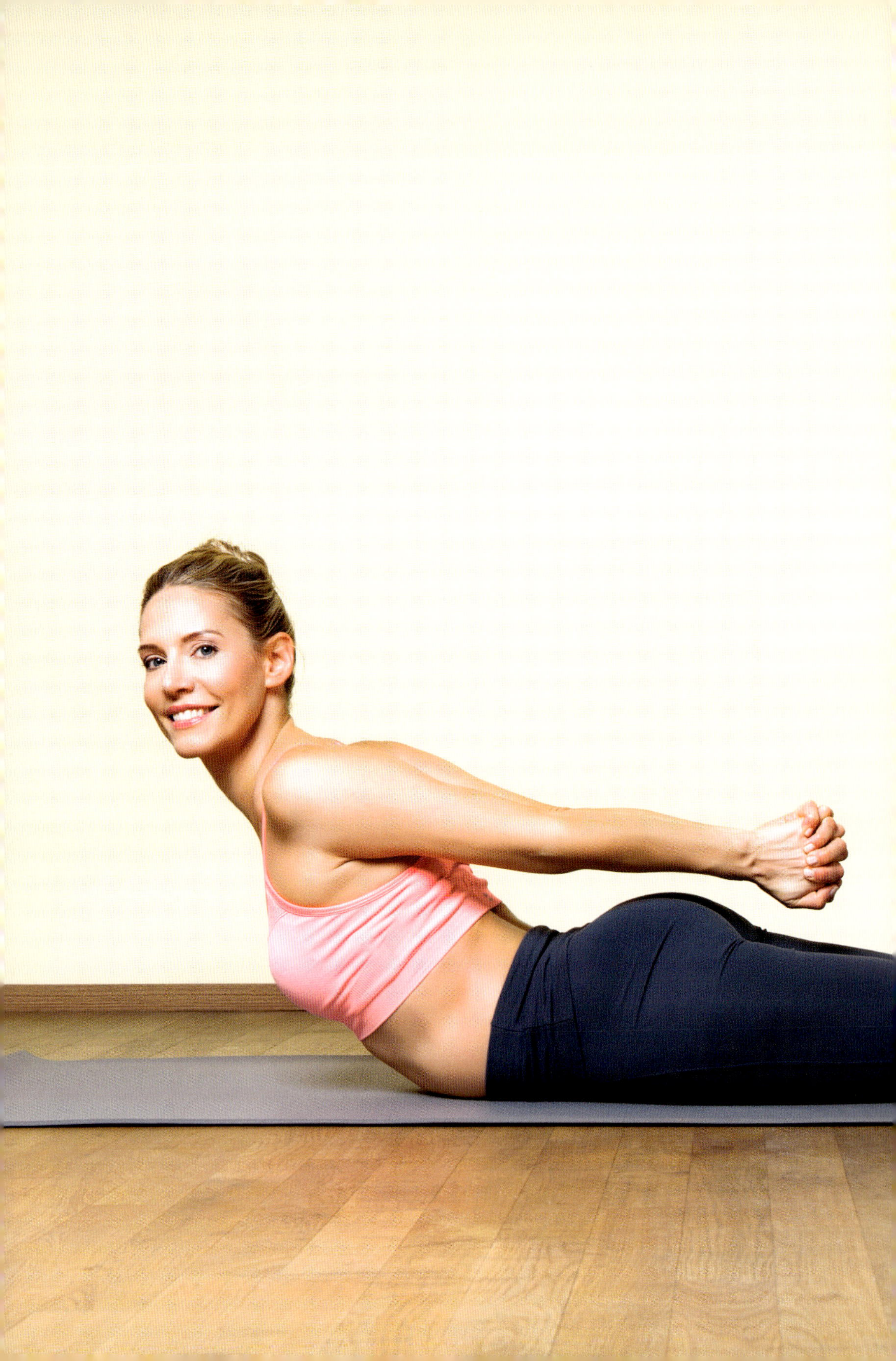

Übungsprogramme

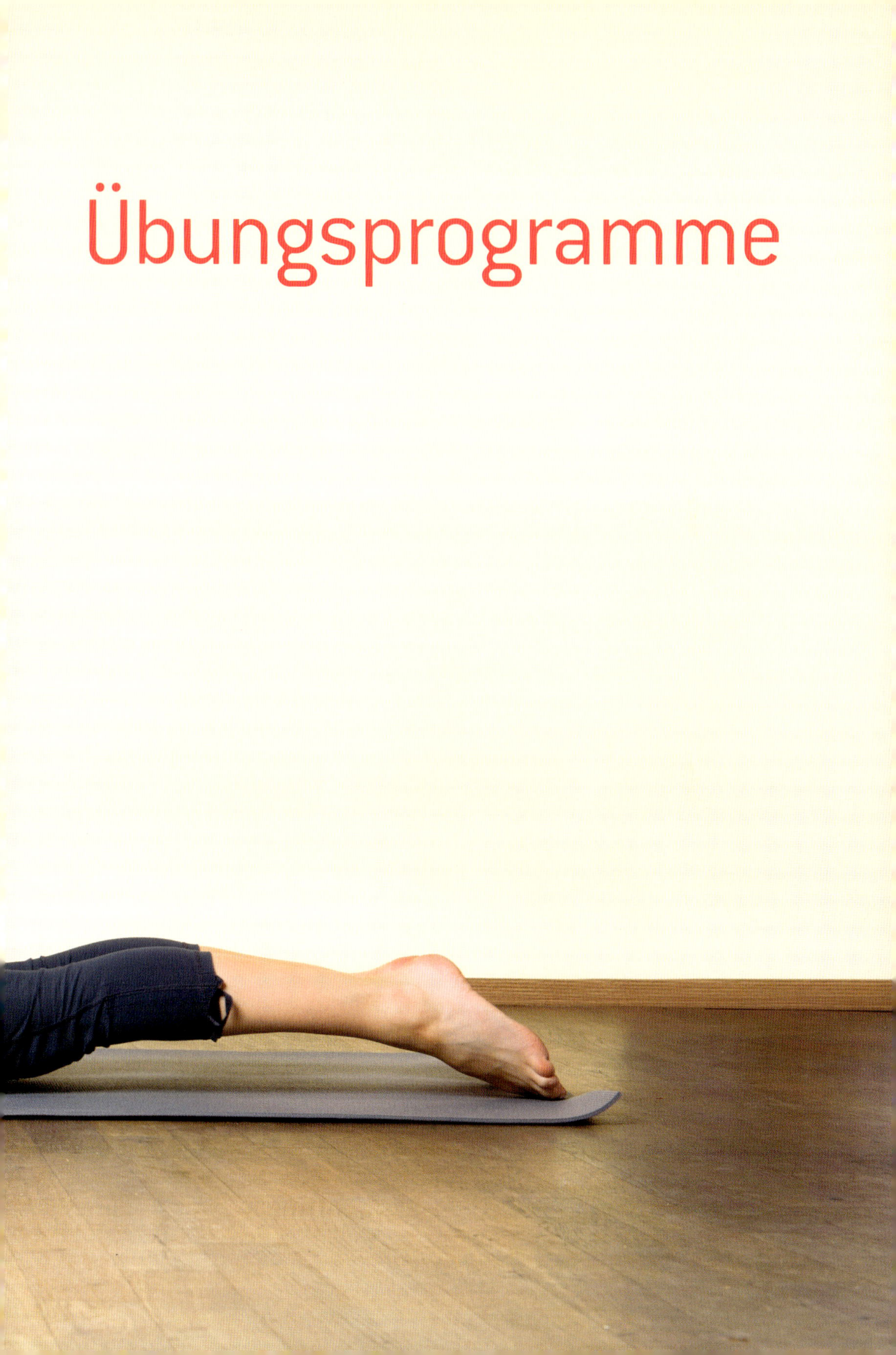

Warm-up

Flankendehnung

S. 28

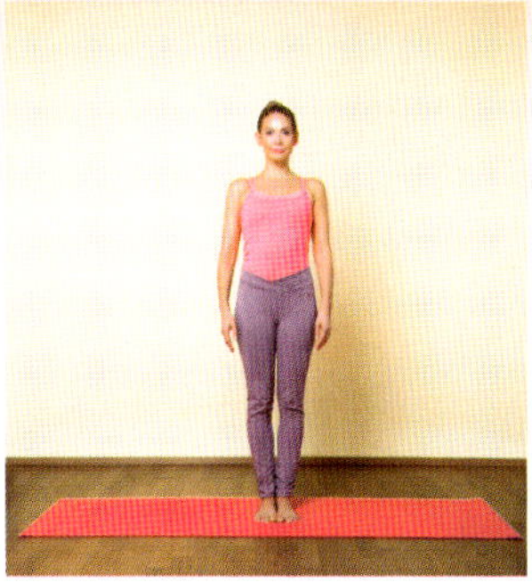

S. 28

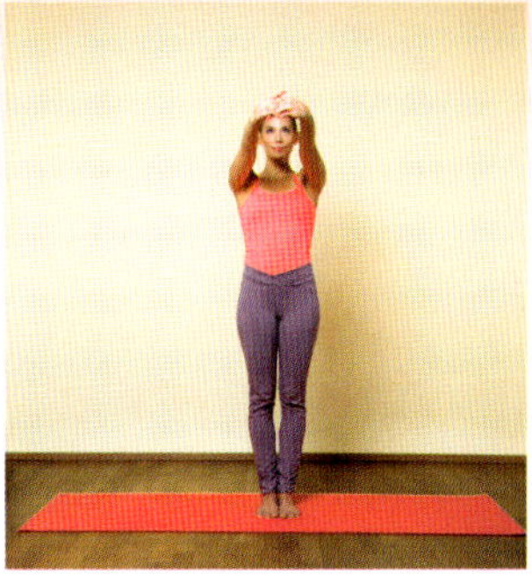

S. 29

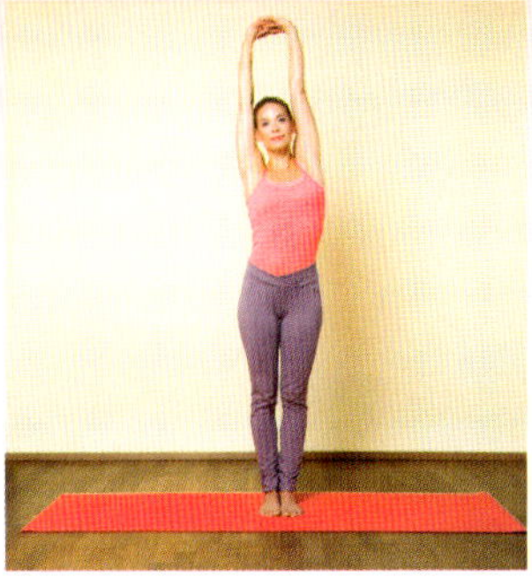

S. 29

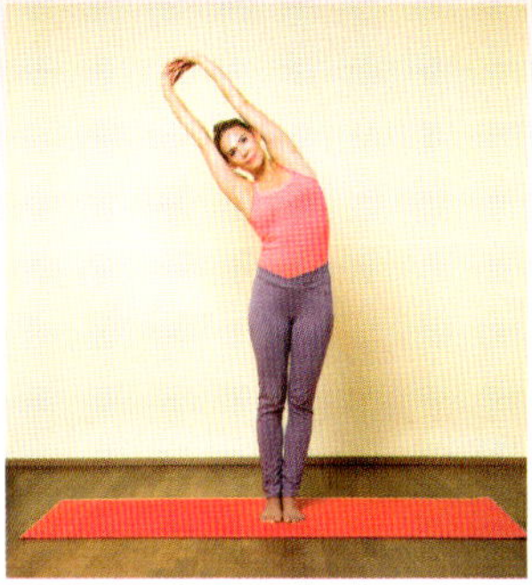

Abtauchen

S. 30

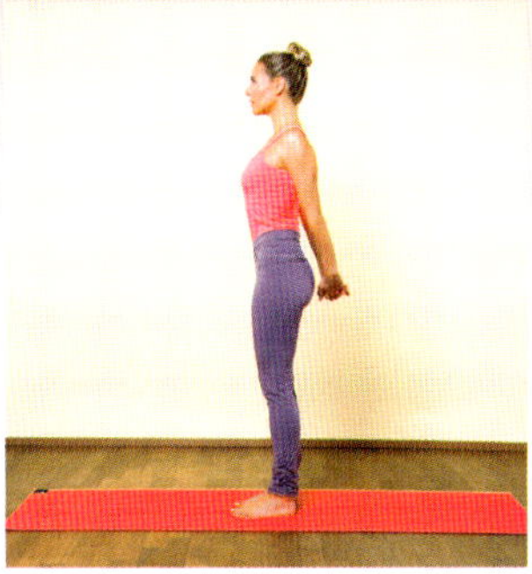

S. 30

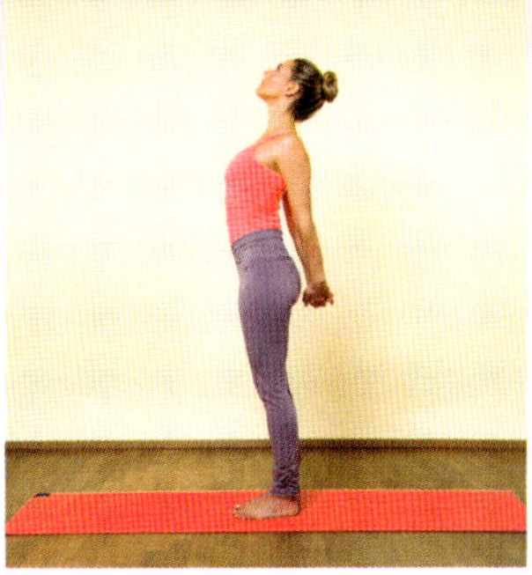

S. 31

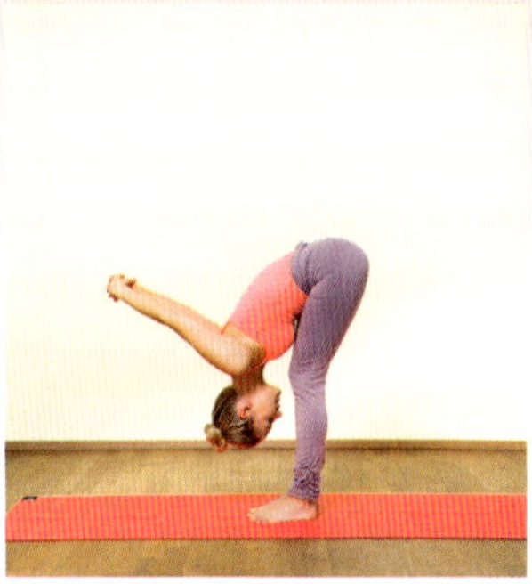

S. 31

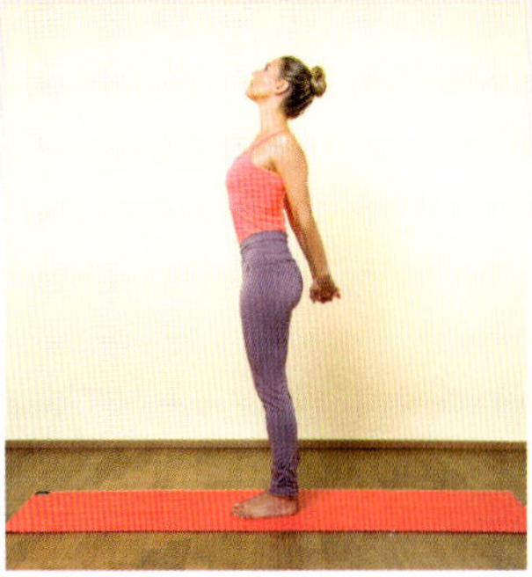

Katze

S. 32

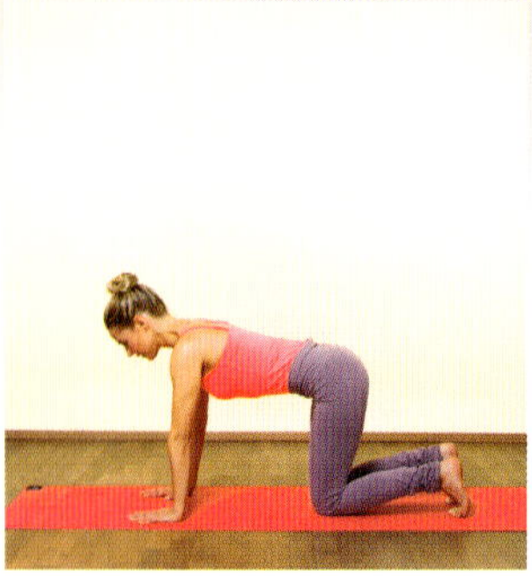

S. 32

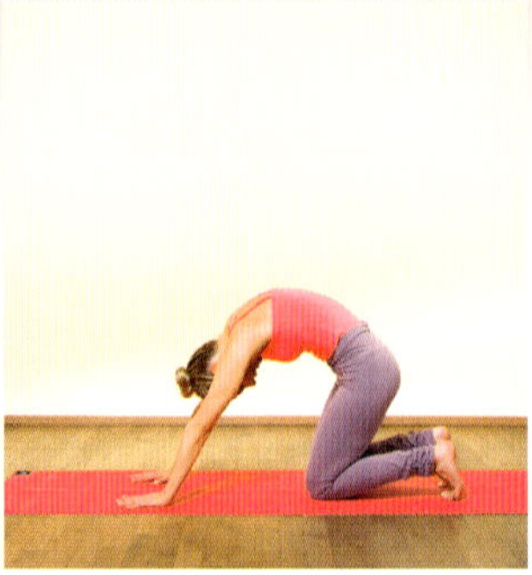

S. 32

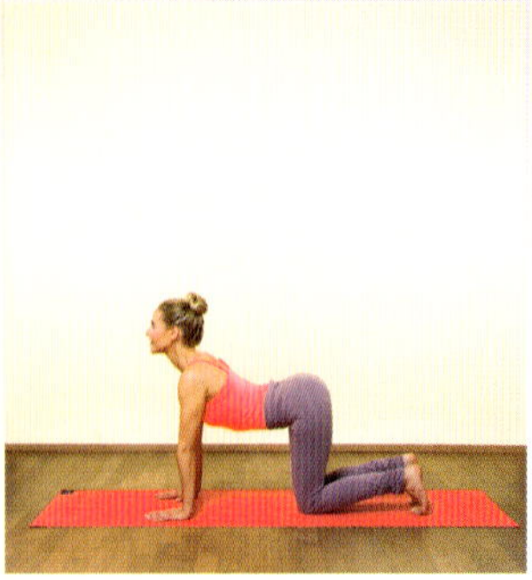

S. 33

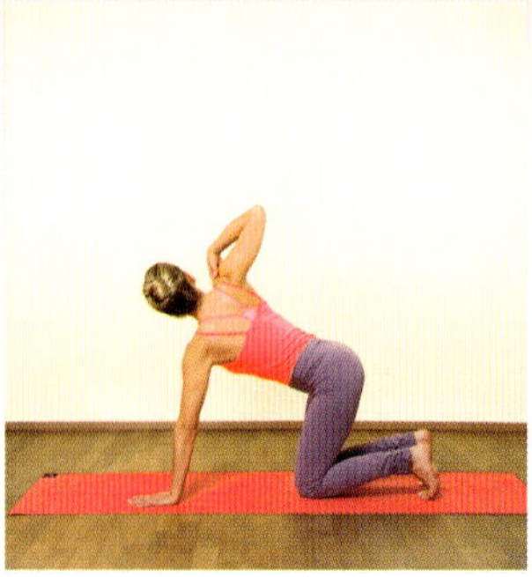

S. 33

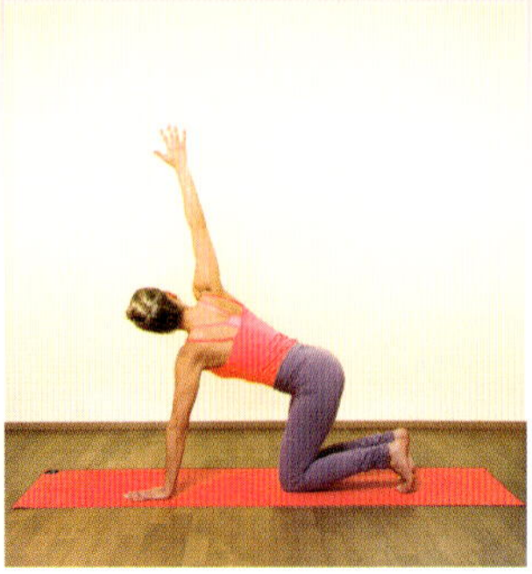

S. 33

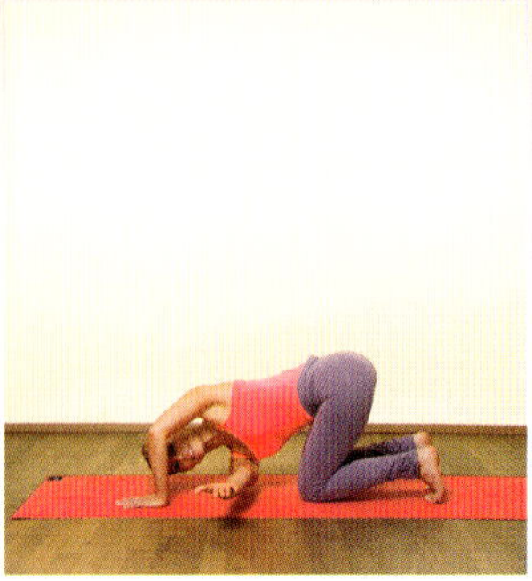

Programm 1: Nacken und Rücken

Adler

S. 36

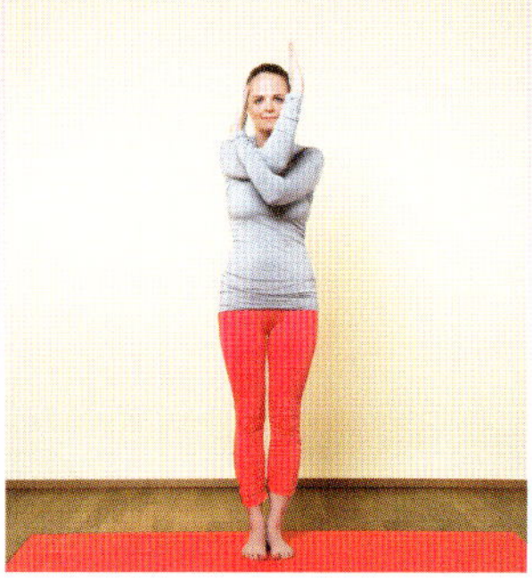

S. 36

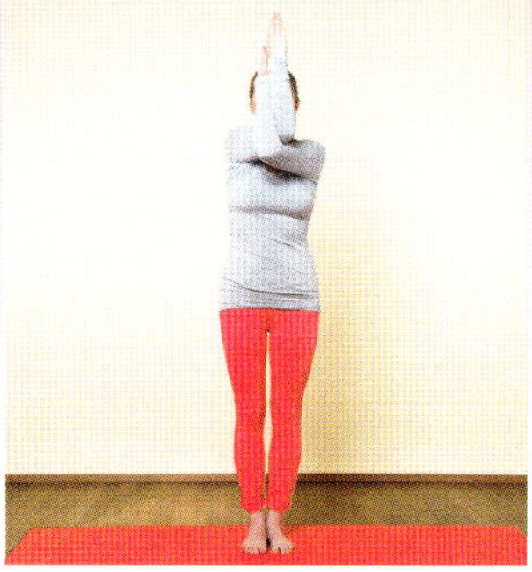

S. 36

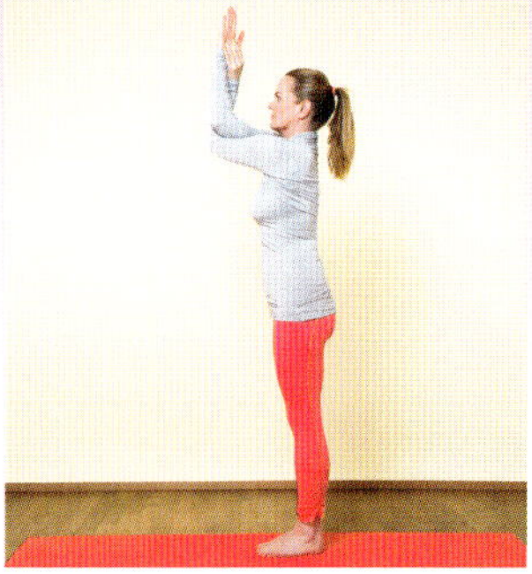

S. 37

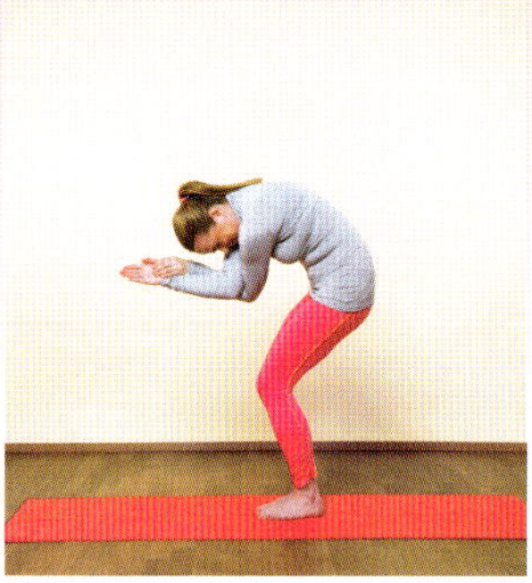

S. 37

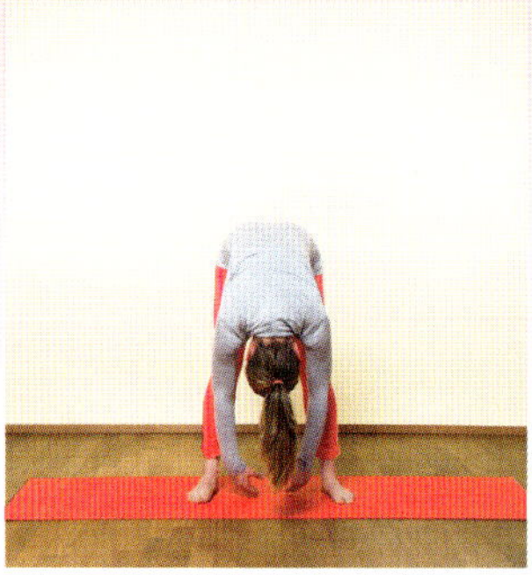

Winkel

S. 38

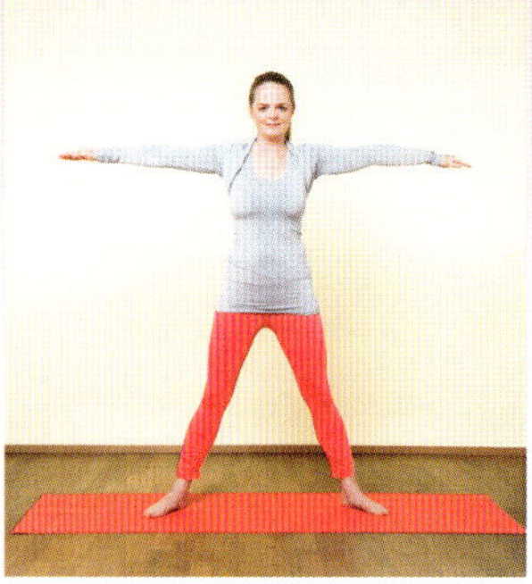

S. 38

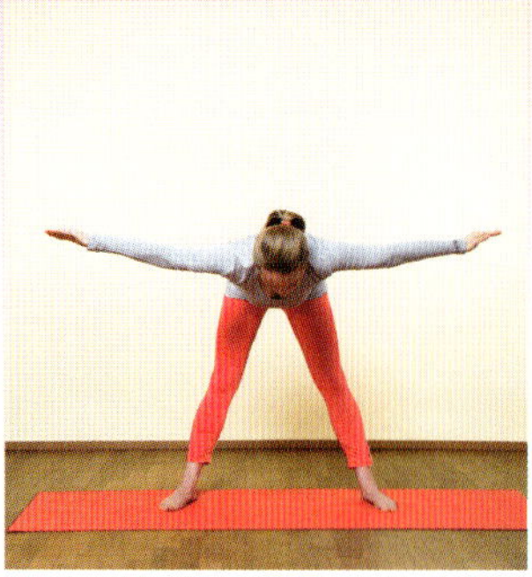

S. 38

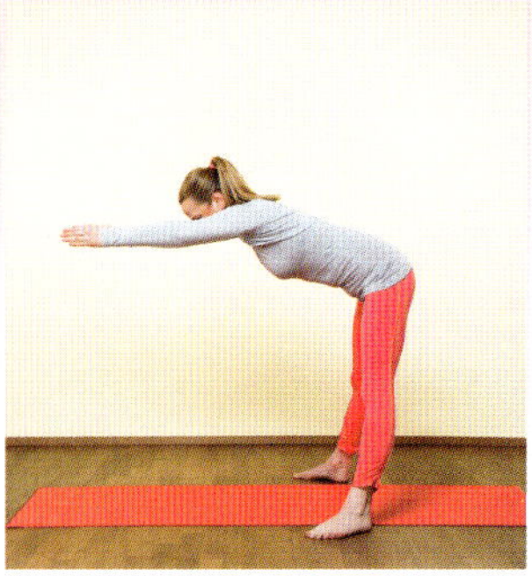

Vogel

S. 39

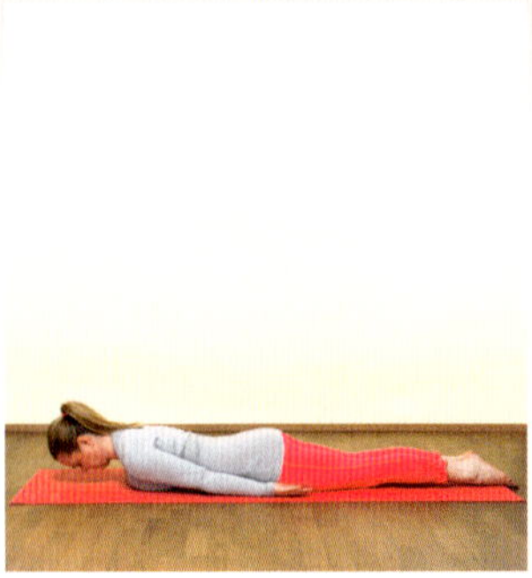

S. 39

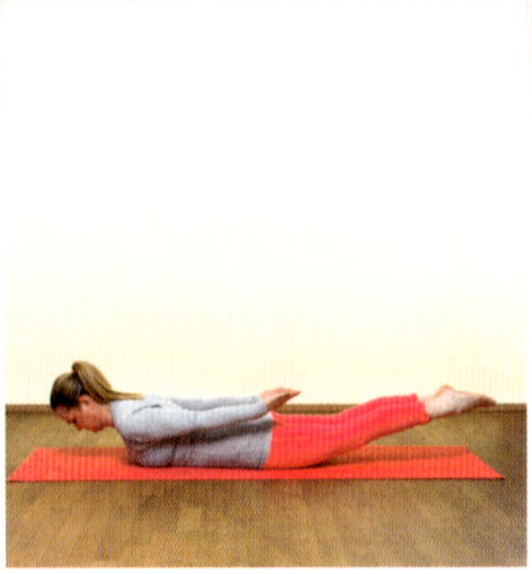

S. 39

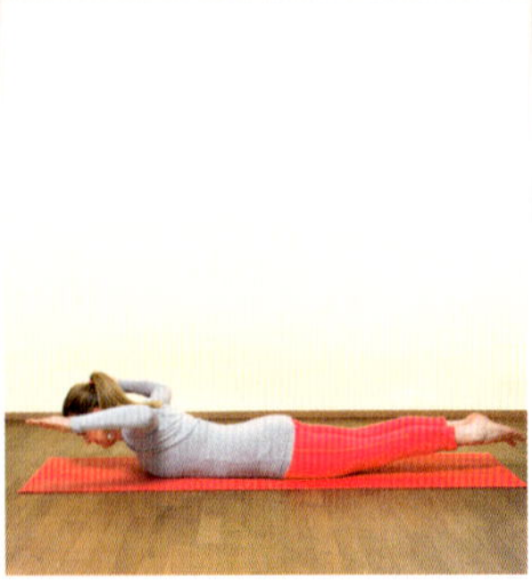

Twist

S. 40

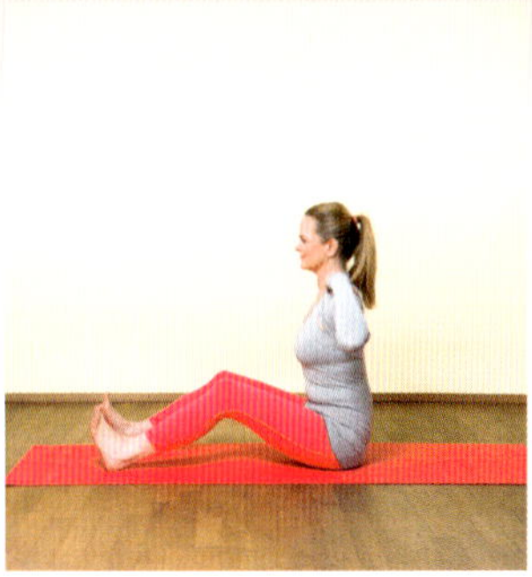

S. 40

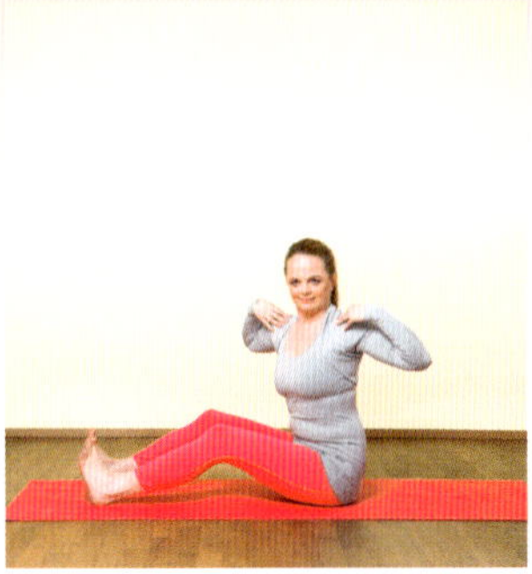

S. 40

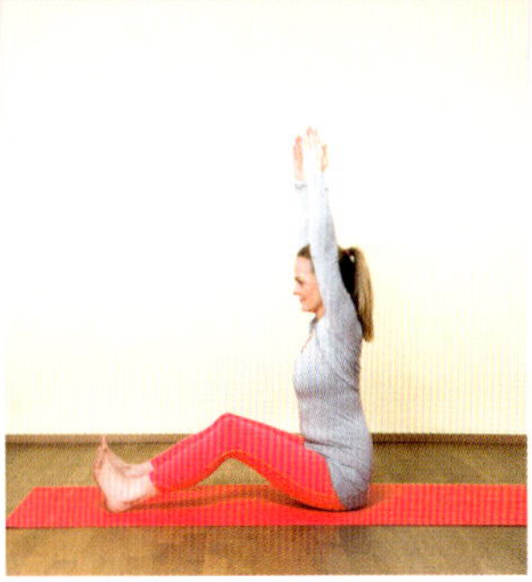

Sitzende Vorbeuge

S. 41

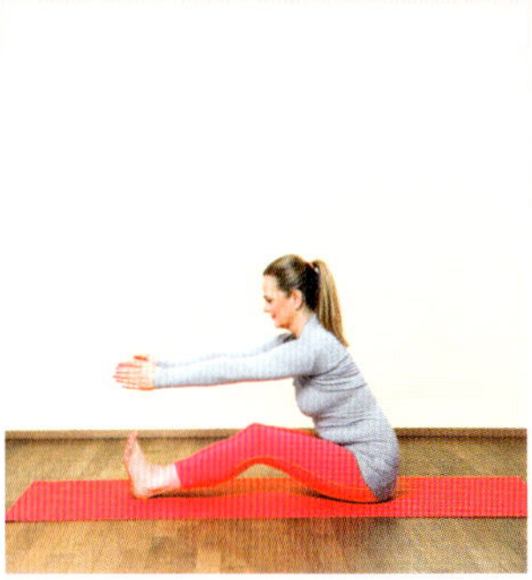

S. 41

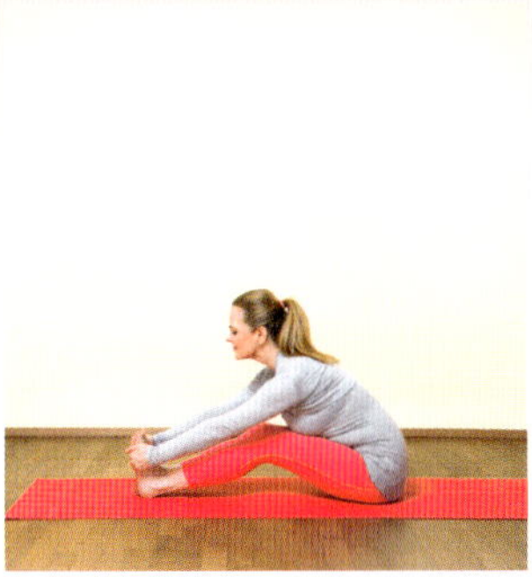

S. 41

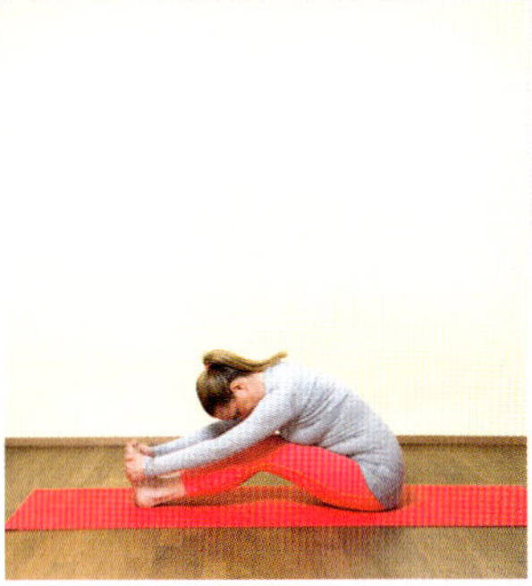

Programm 2: Arme und Schultern

Berg

S. 42

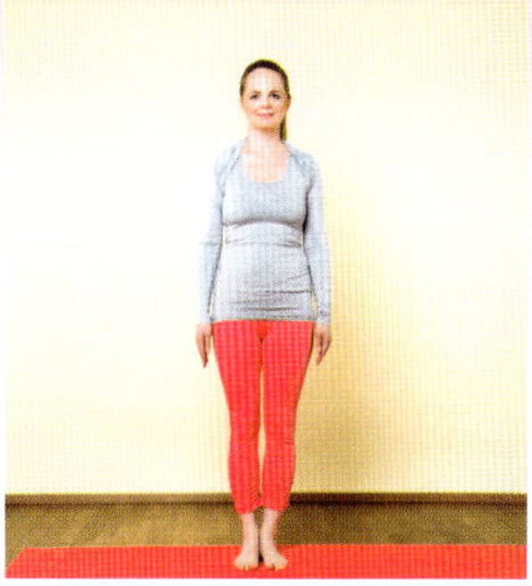

S. 42

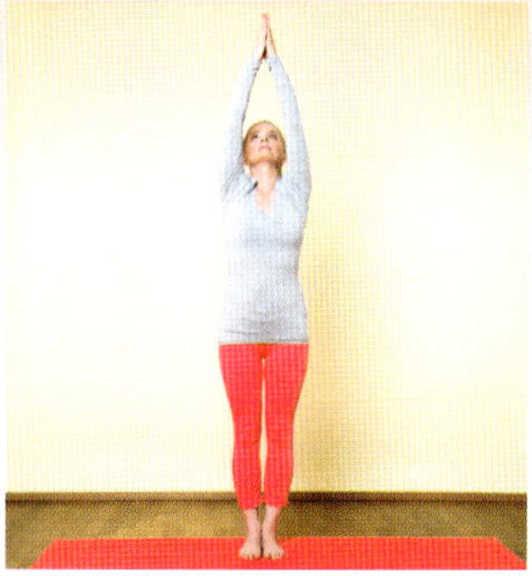

S. 43

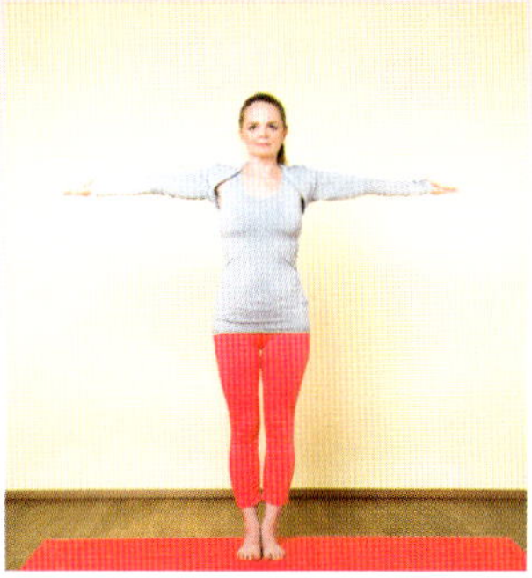

S. 43

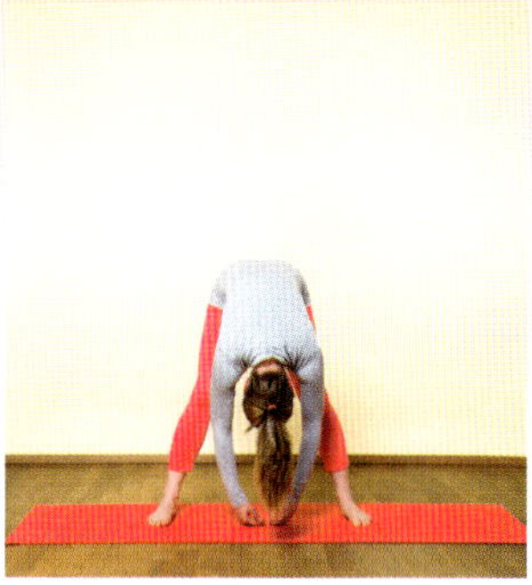

Push up

S. 38

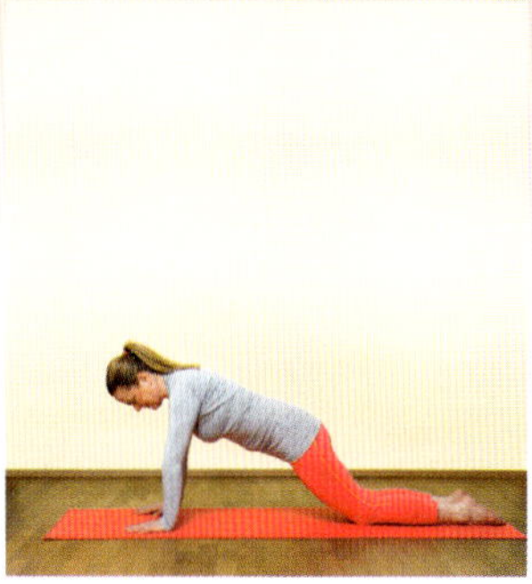

S. 38

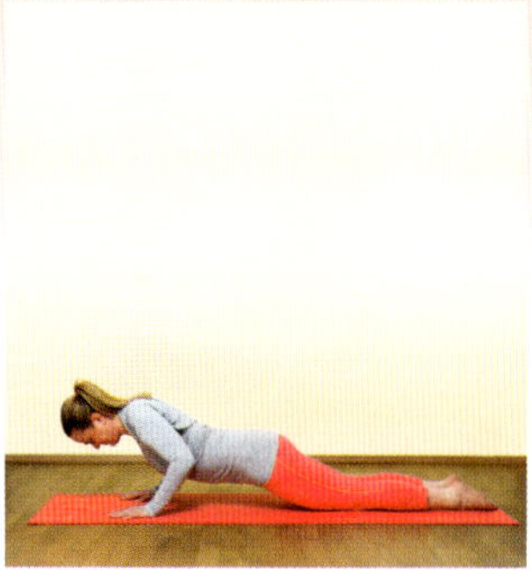

S. 38

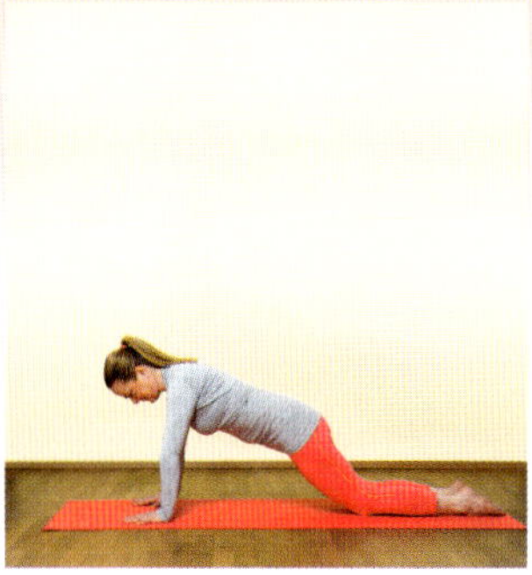

Delfin

S. 45

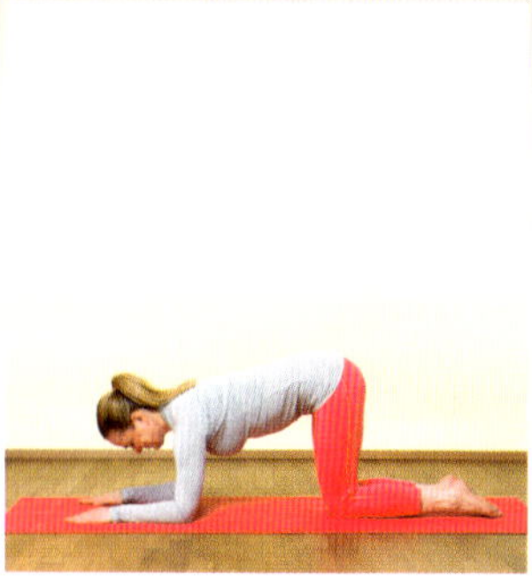

S. 45

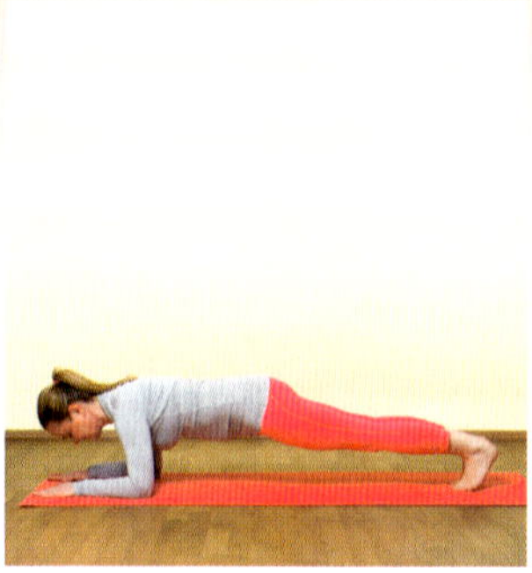

S. 45

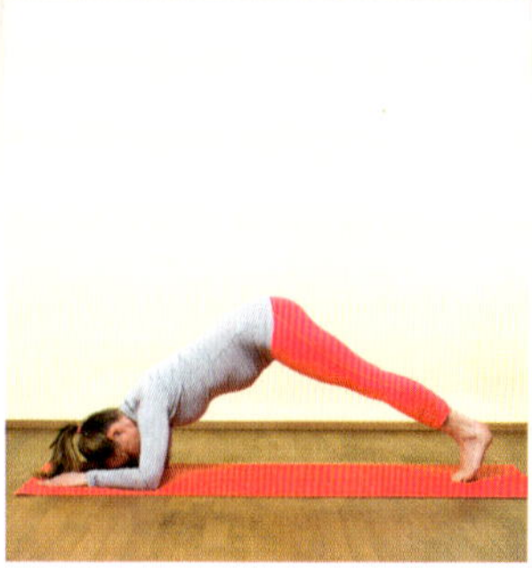

Kuhgesicht

S. 46

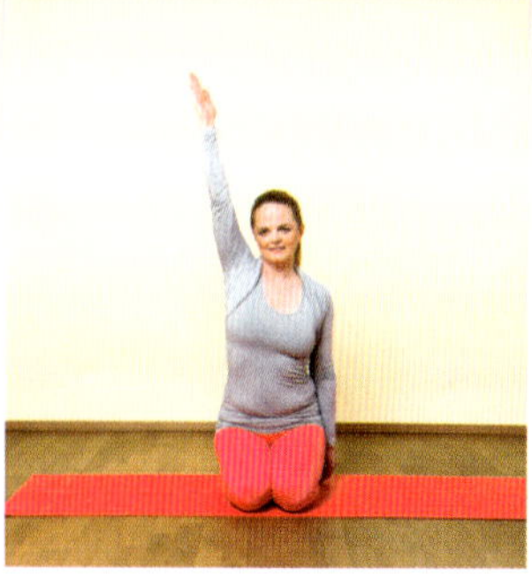

S. 46

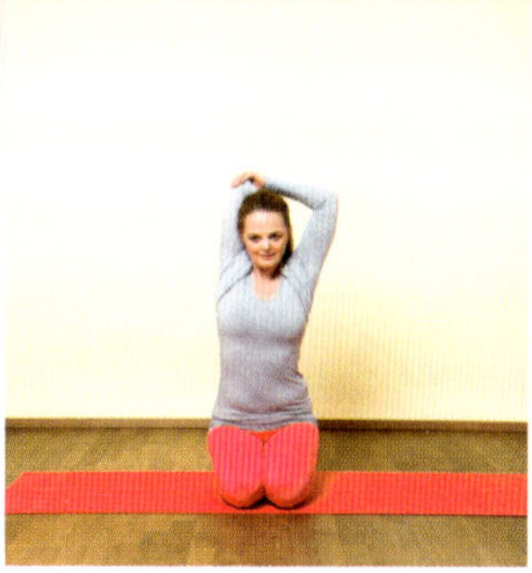

S. 46

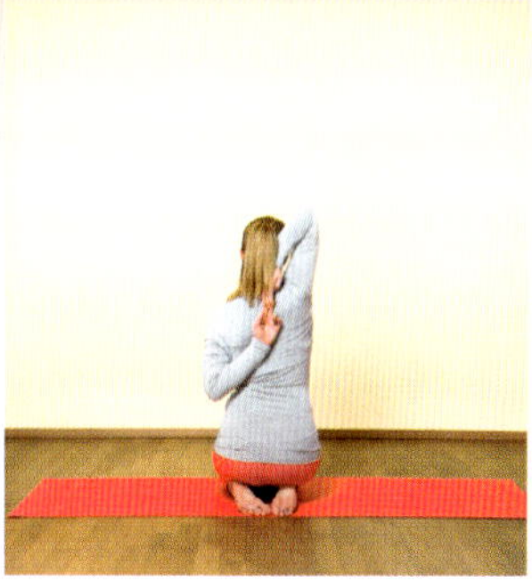

Tisch

S. 47

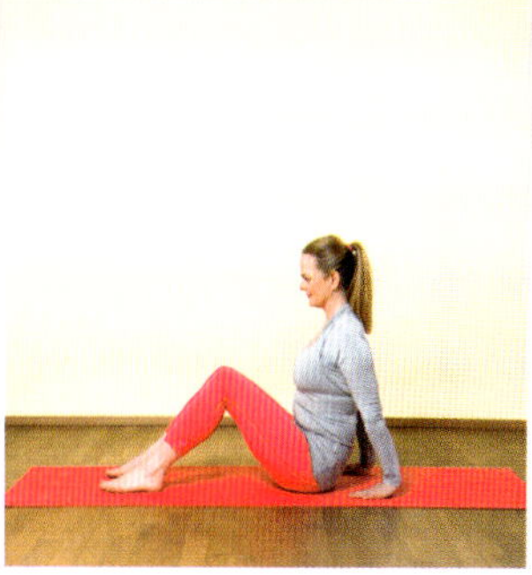

S. 47

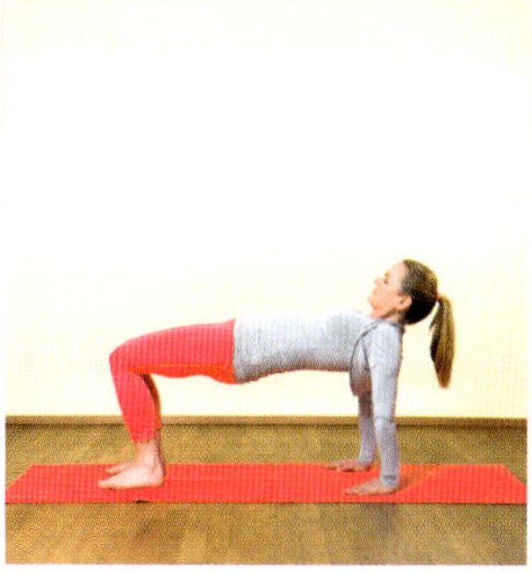

S. 47

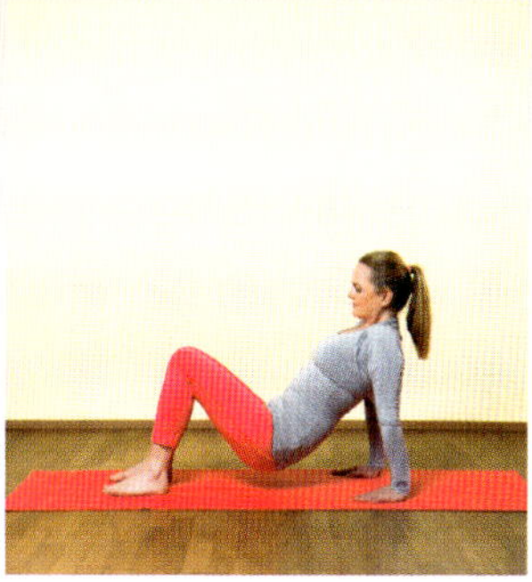

Programm 3: Bauch und Taille

Boot

S. 48

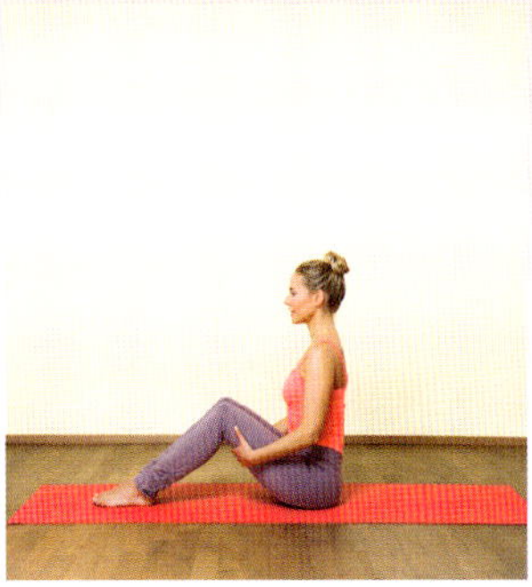

S. 48

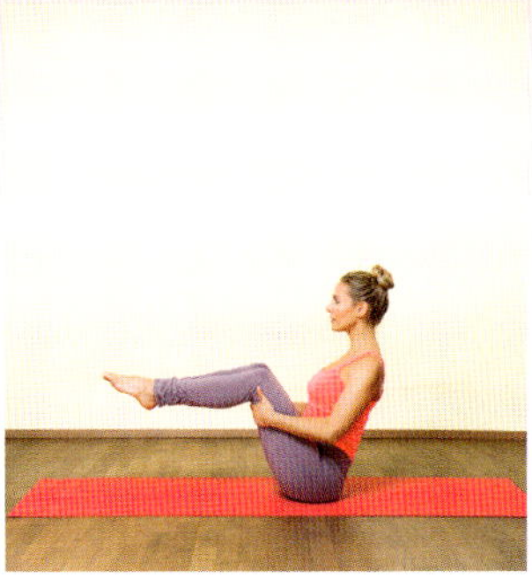

S. 49

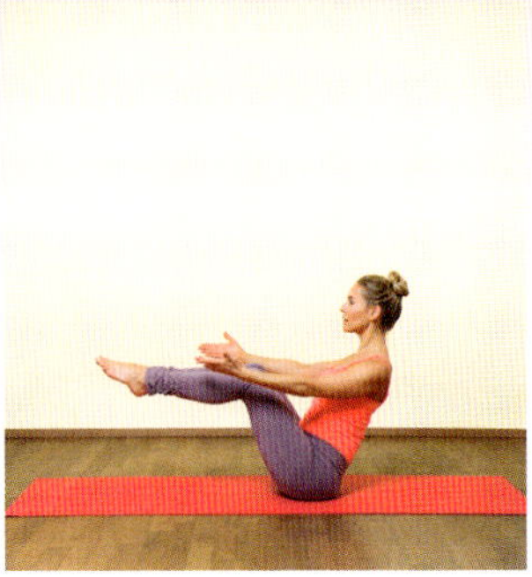

S. 49

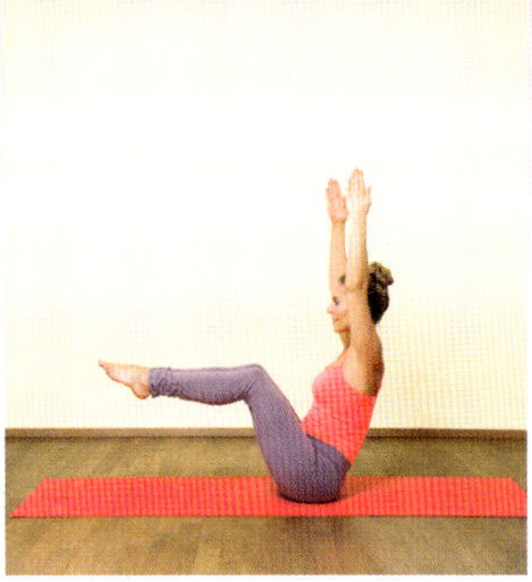

Drehmoment

S. 50

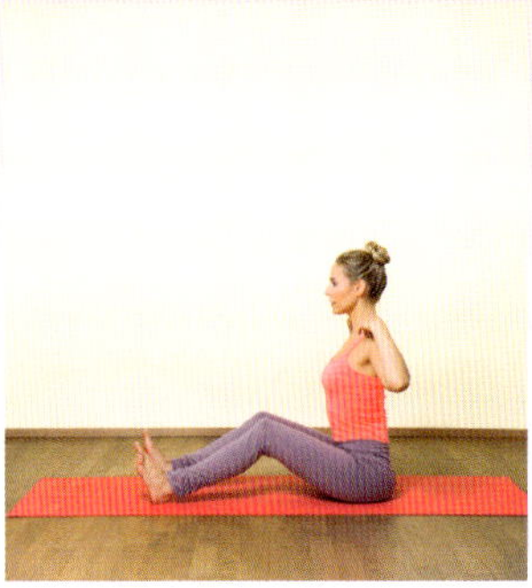

S. 50

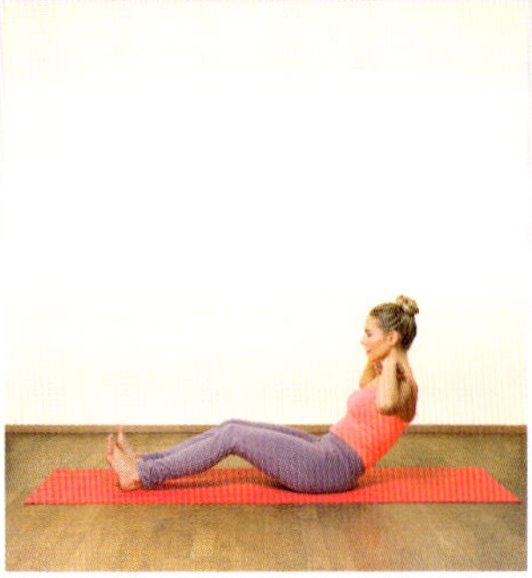

S. 50

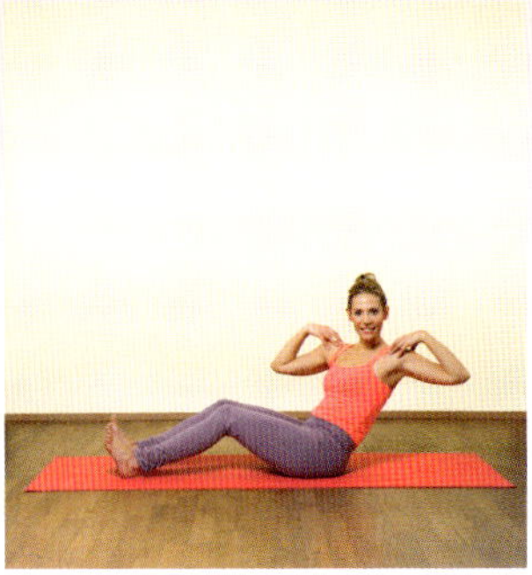

Klappmesser

S. 51

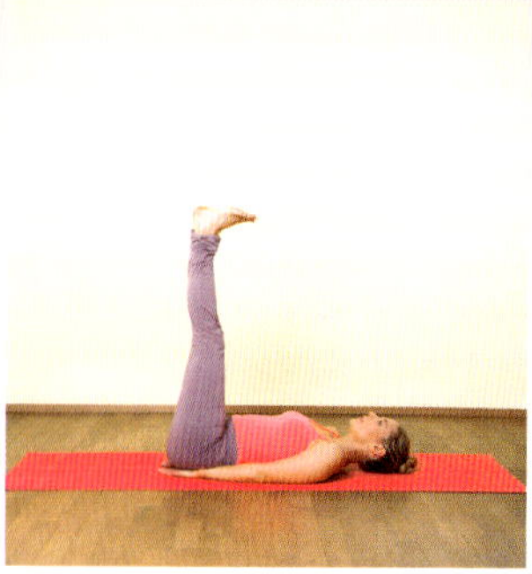

S. 51

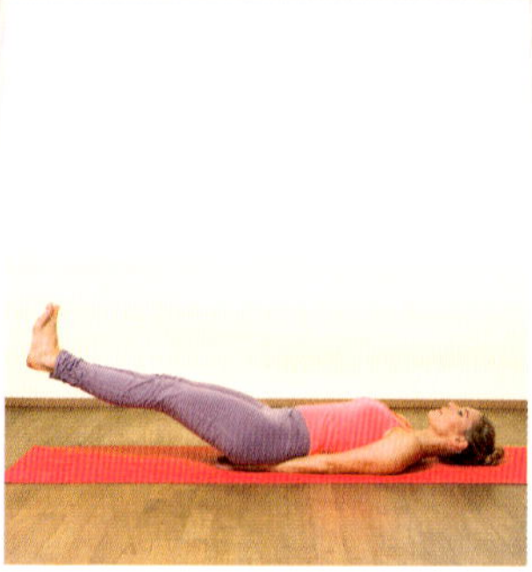

S. 51

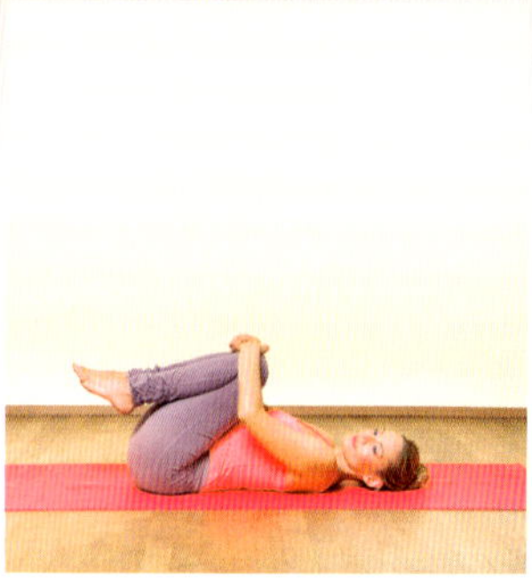

Seitstütz

S. 52

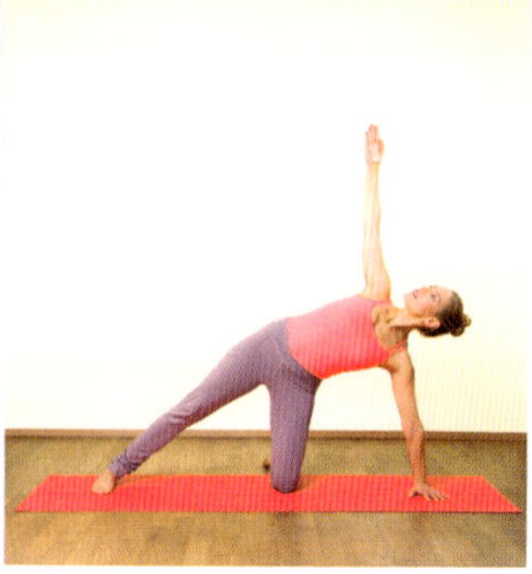

S. 52

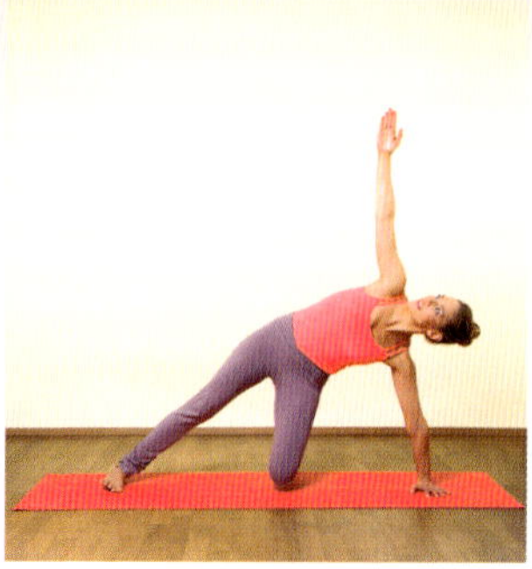

Beckenlift

S. 53

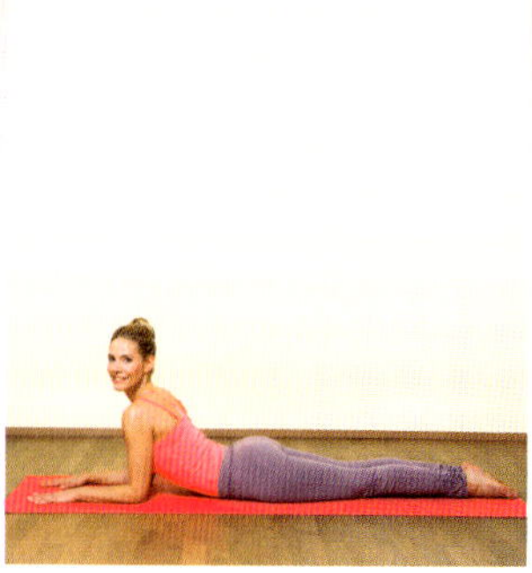

S. 53

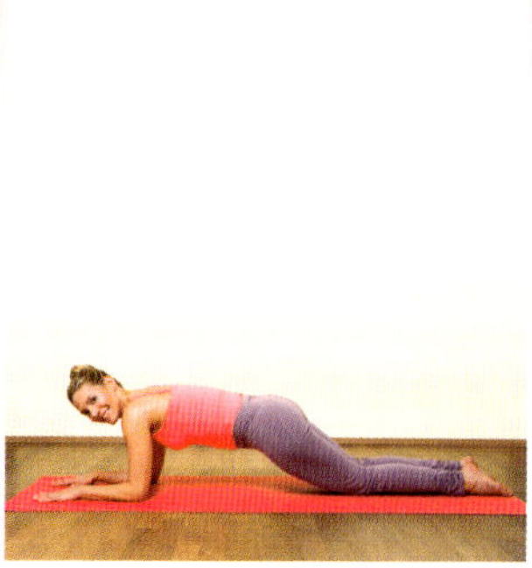

Programm 4: Beine und Po

Sitzen ohne Sitz

S. 54

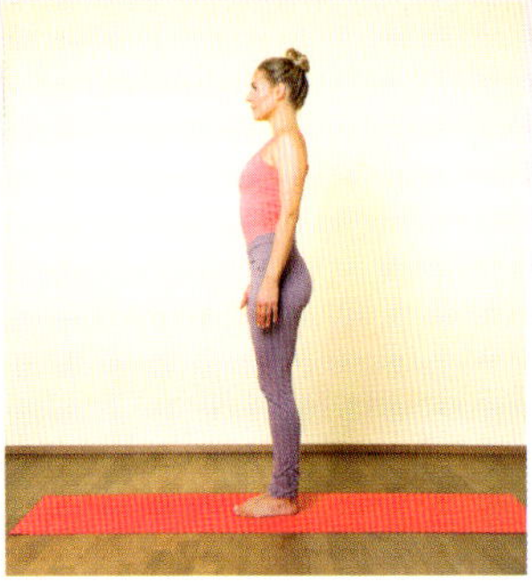

S. 54

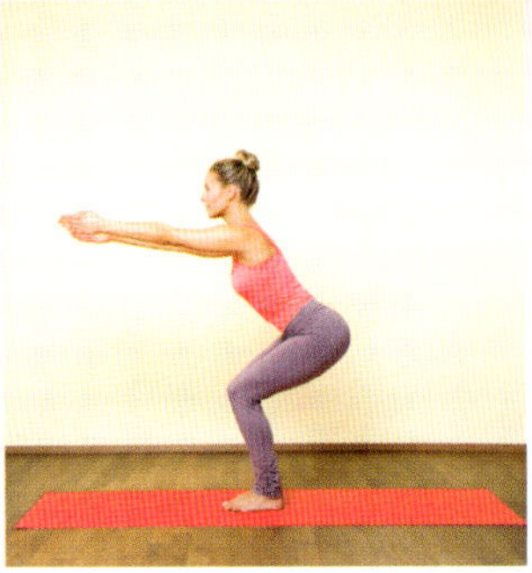

Bein-Lift

S. 55

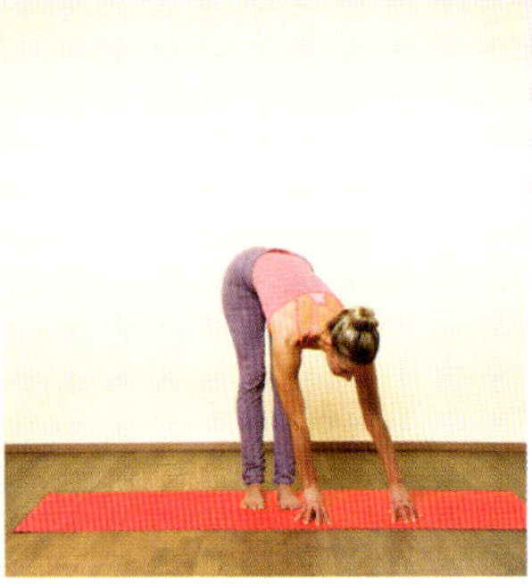

S. 55

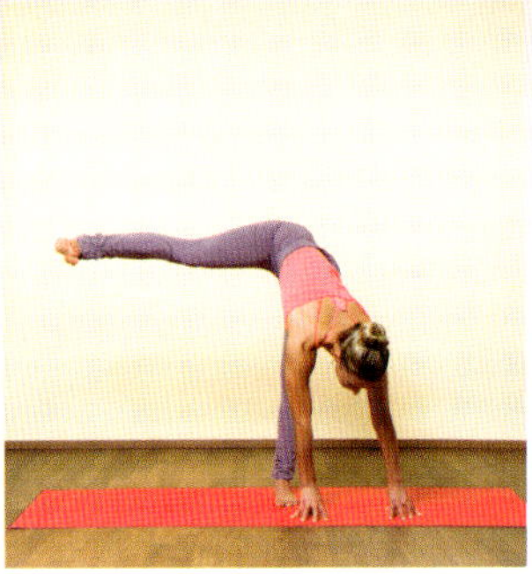

S. 55

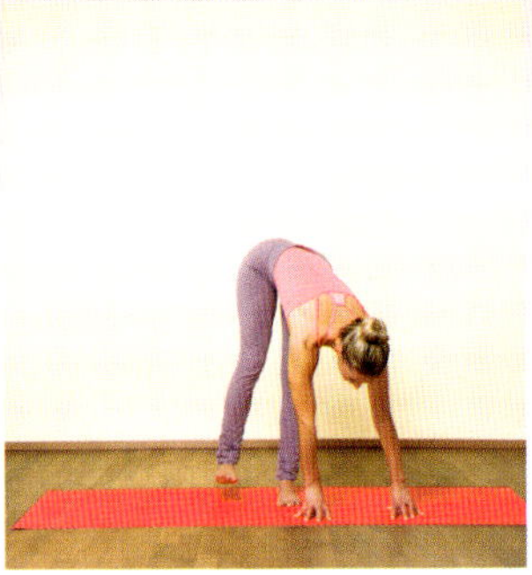

Krieger

S. 56

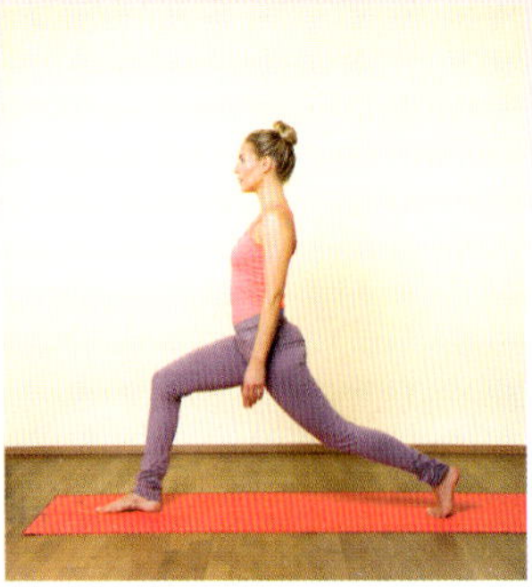

S. 56

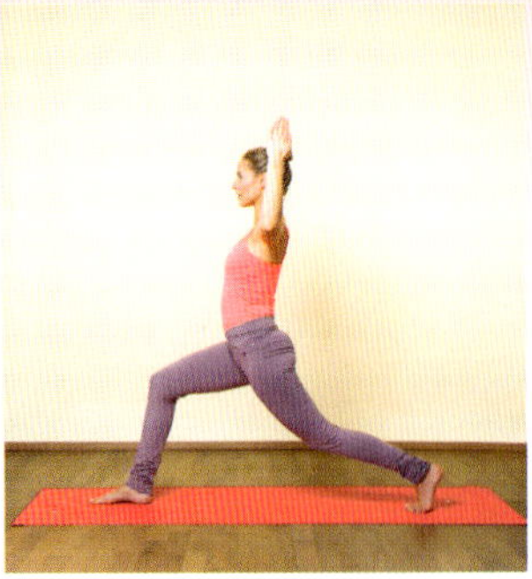

S. 56

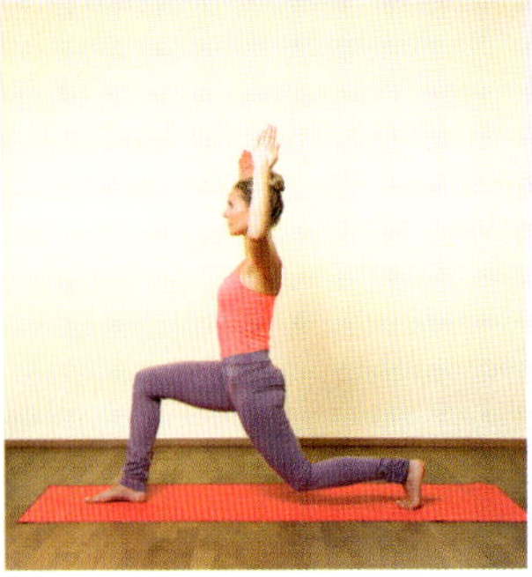

Hüftkreisen

S. 57

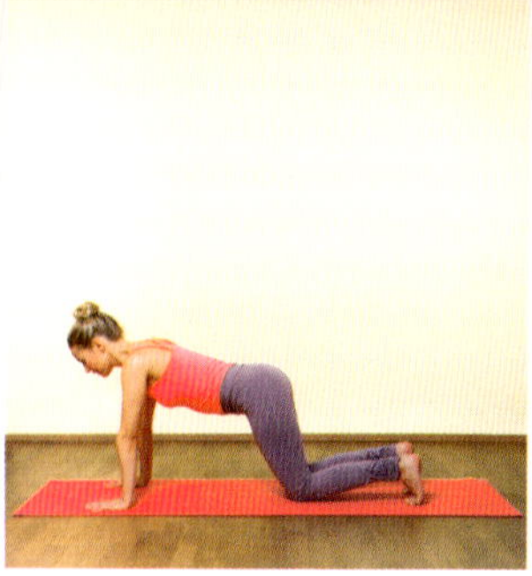

S. 57

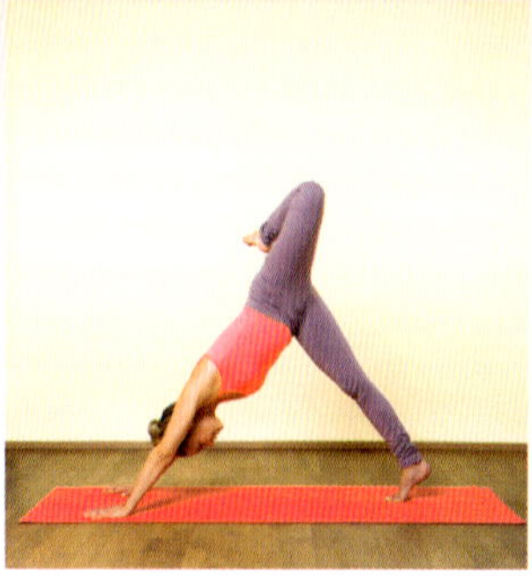

S. 57

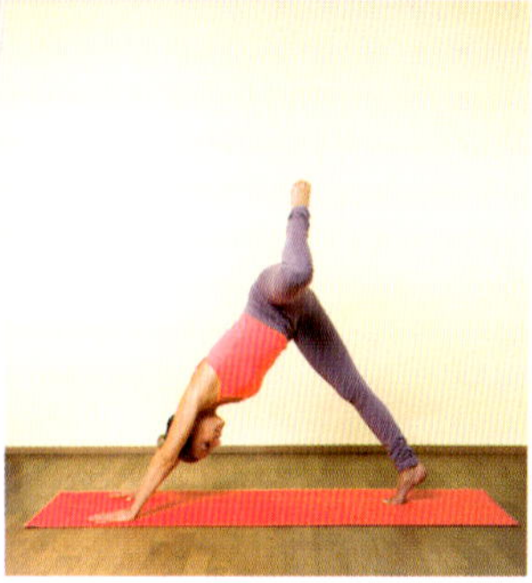

Programm 5: Balance

Zehenstand

S. 58

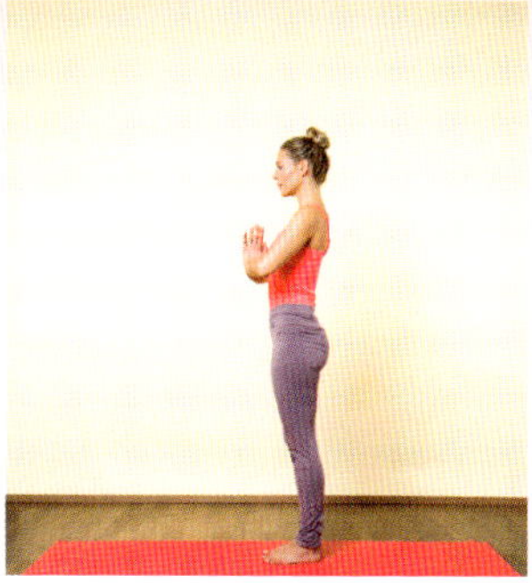

S. 58

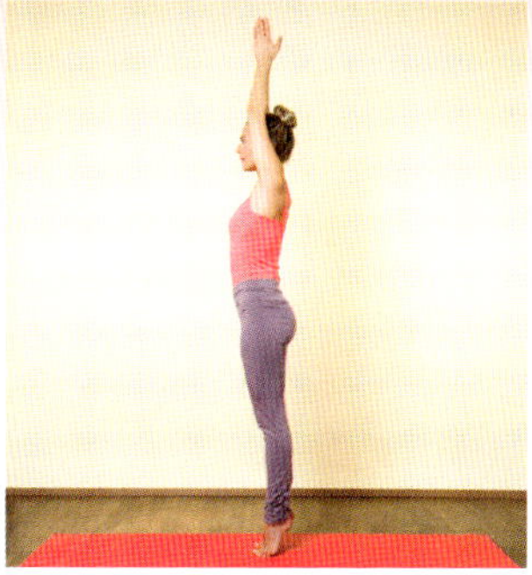

S. 59

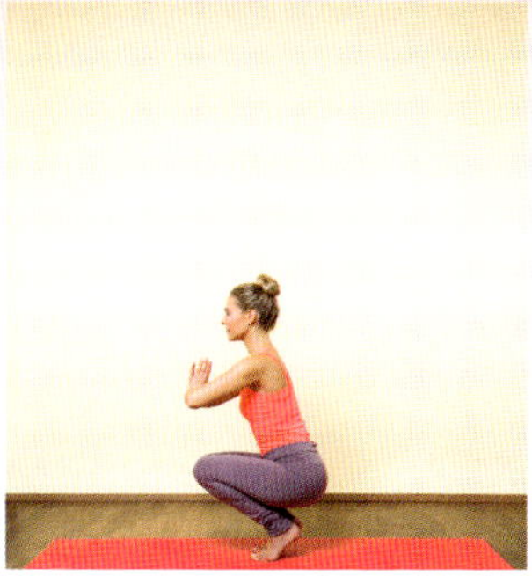

S. 59

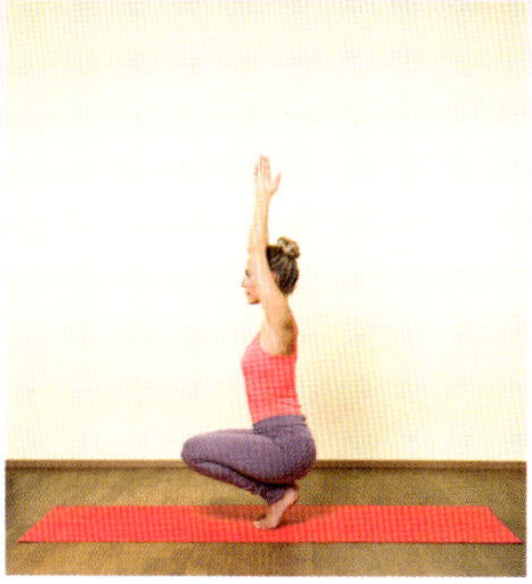

Tanzender Shiva

S. 60

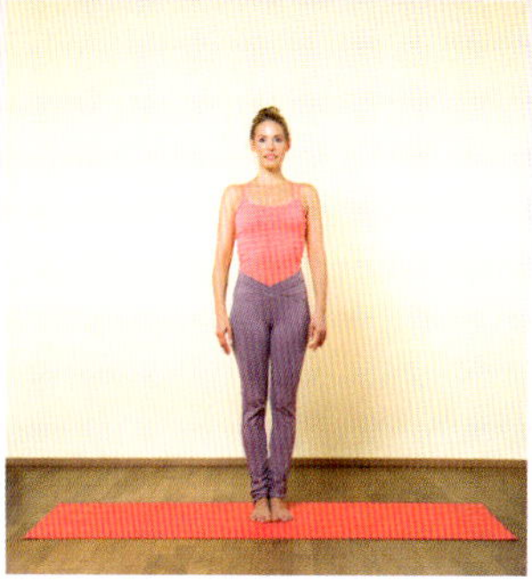

S. 60

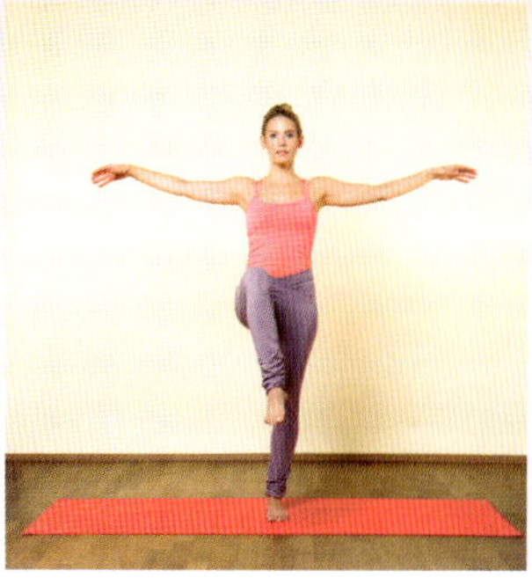

S. 60

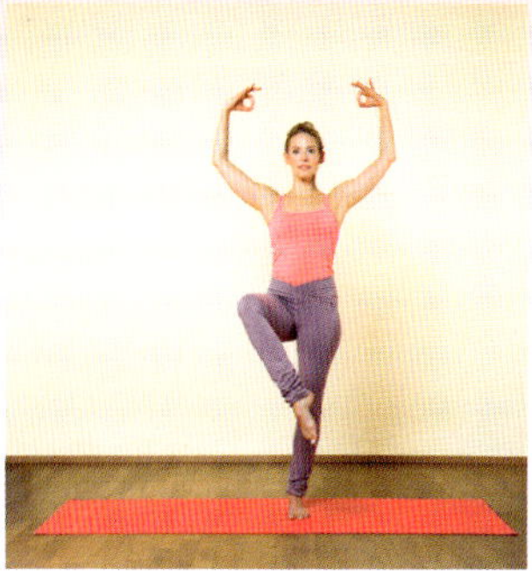

Flieger-Krieger

S. 61

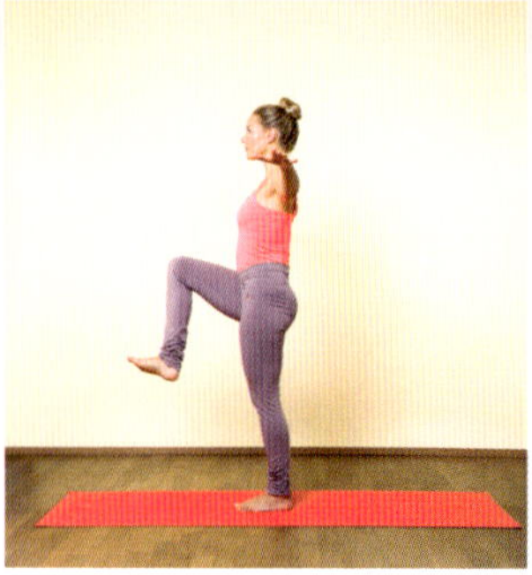

S. 61

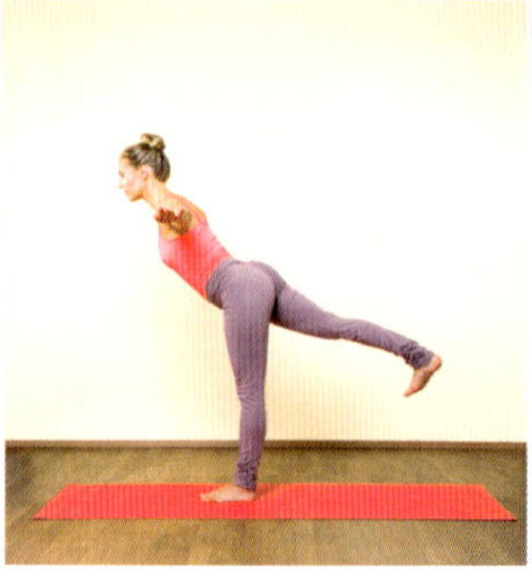

S. 61

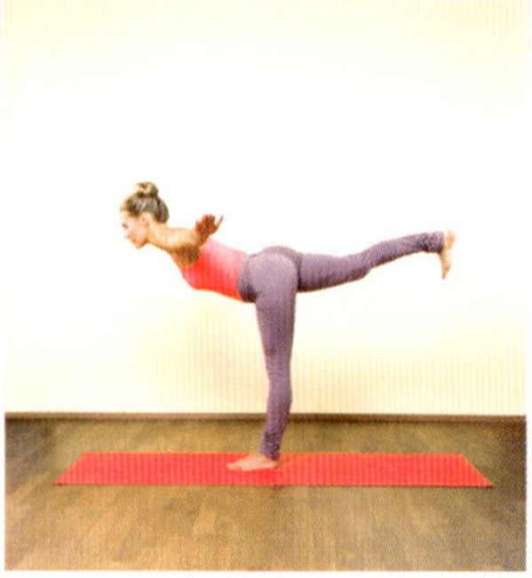

Arm-Balance

S. 62

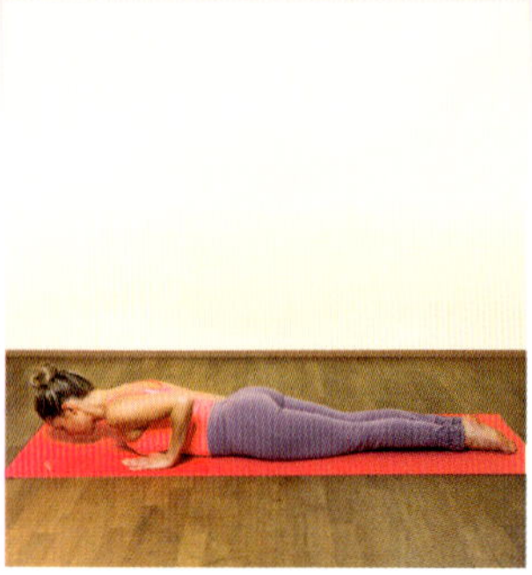

S. 62

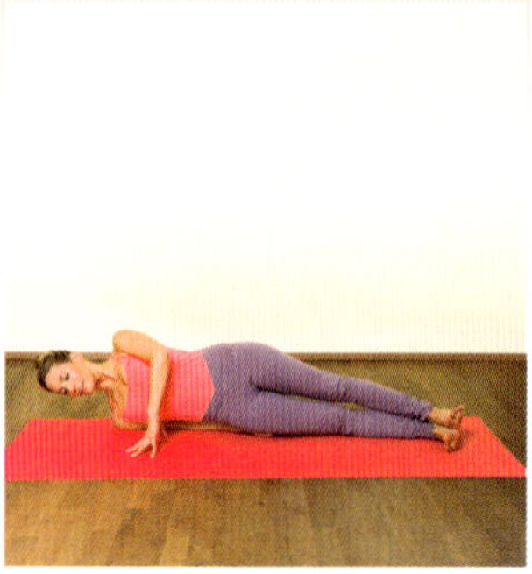

S. 62

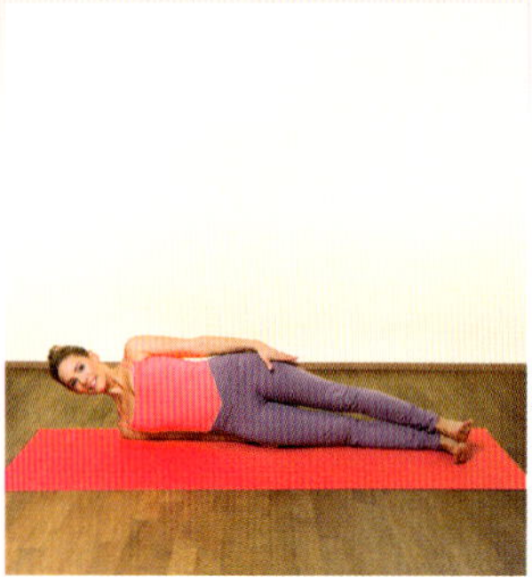

Krähe

S. 63

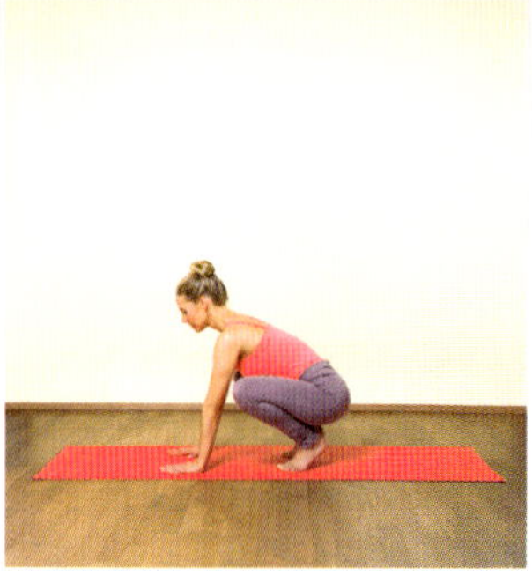

S. 63

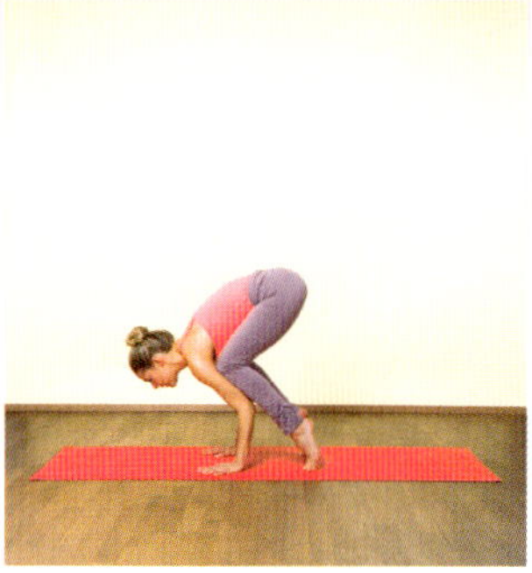

S. 63

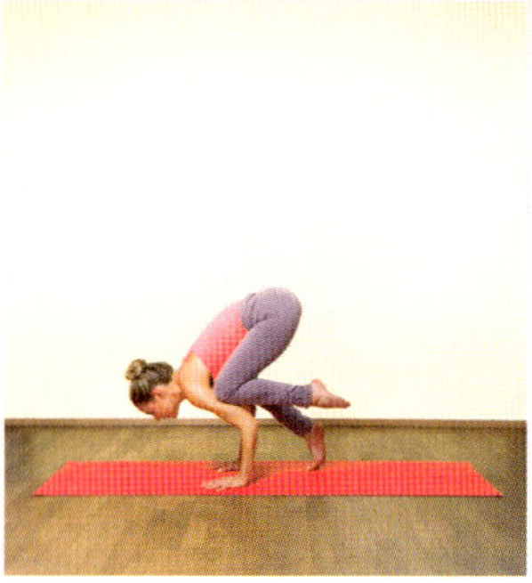

Programm 6: Flexibilität

Squat

S. 64

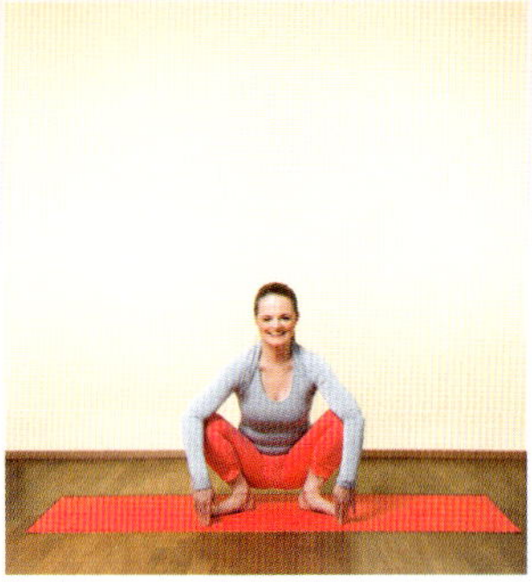

S. 64

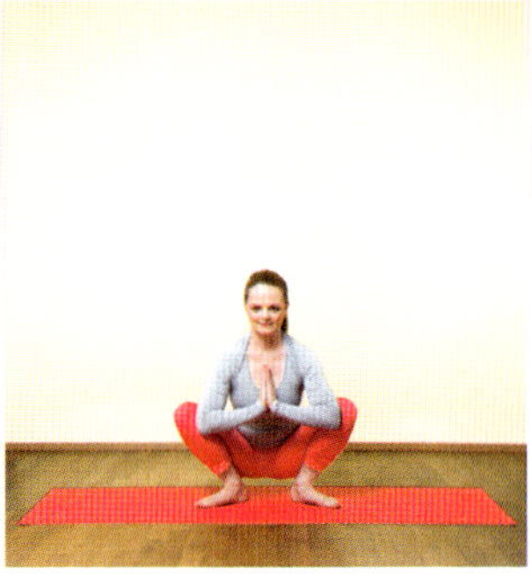

S. 65

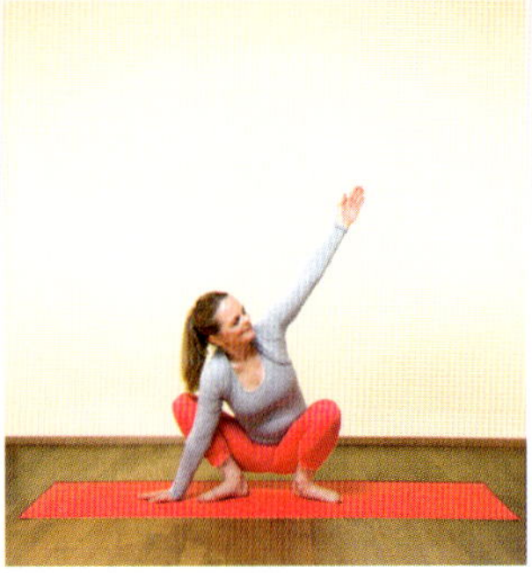

Vorbeuge

S. 66

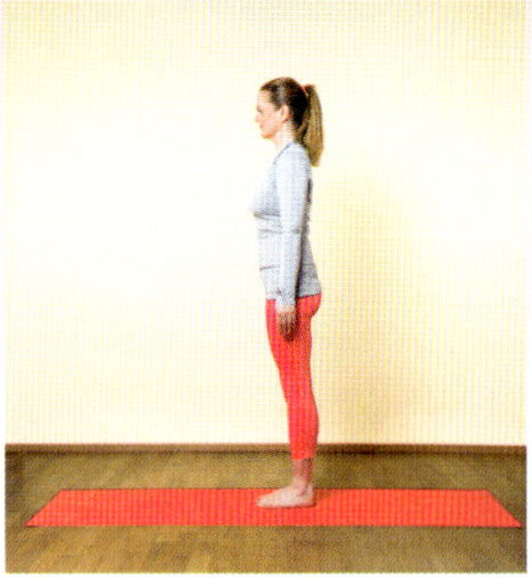

S. 66

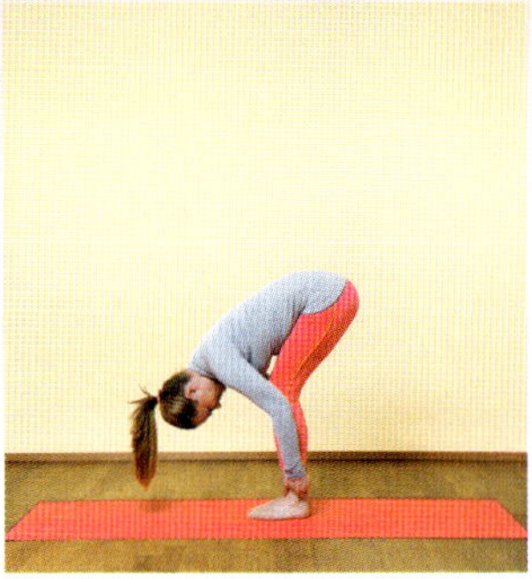

S. 66

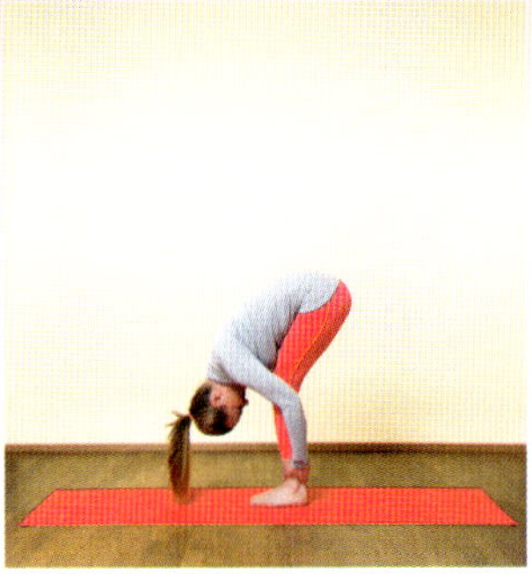

Gefaltete Grätsche

S. 67

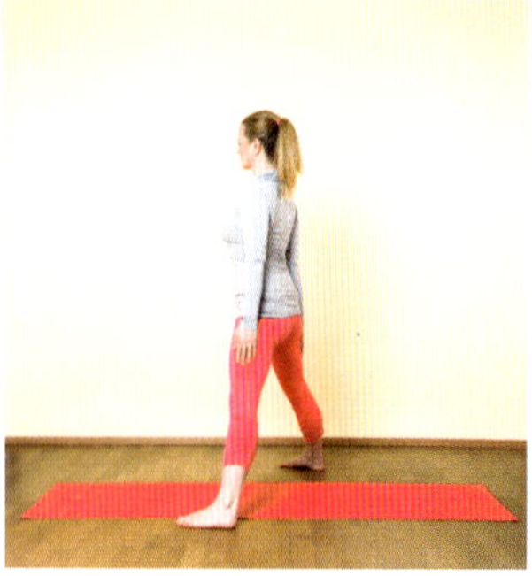

S. 67

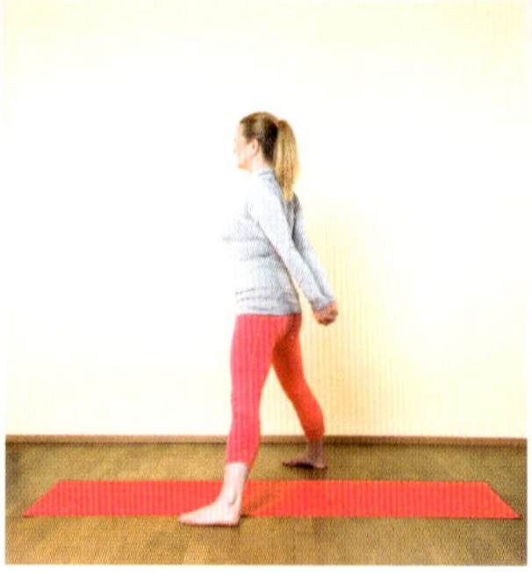

S. 67

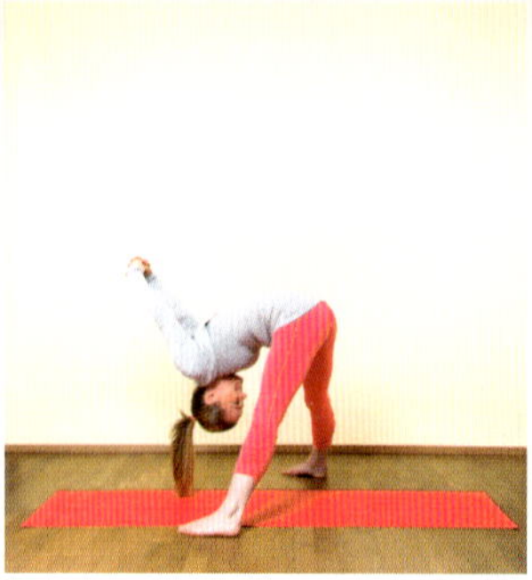

Drehsitz

S. 68

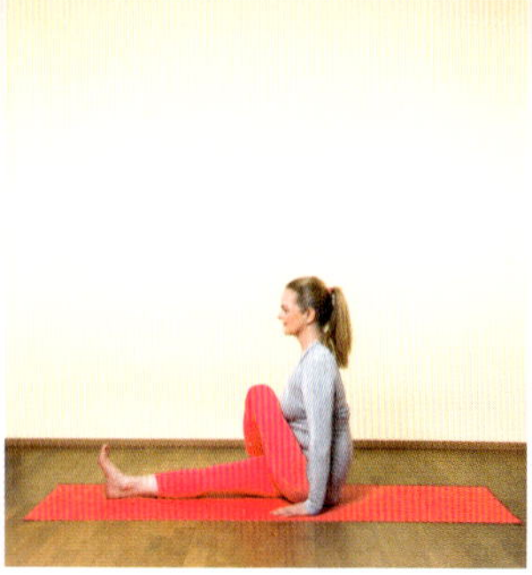

S. 68

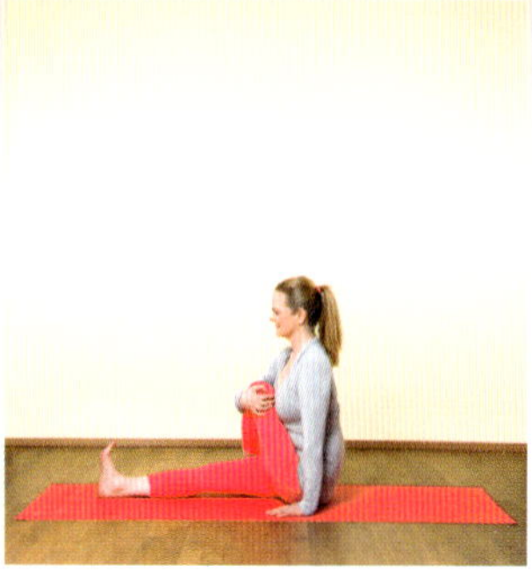

S. 68

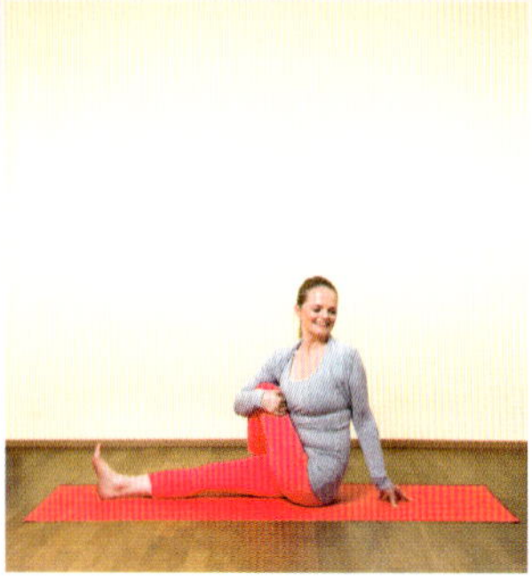

Bogen

S. 69

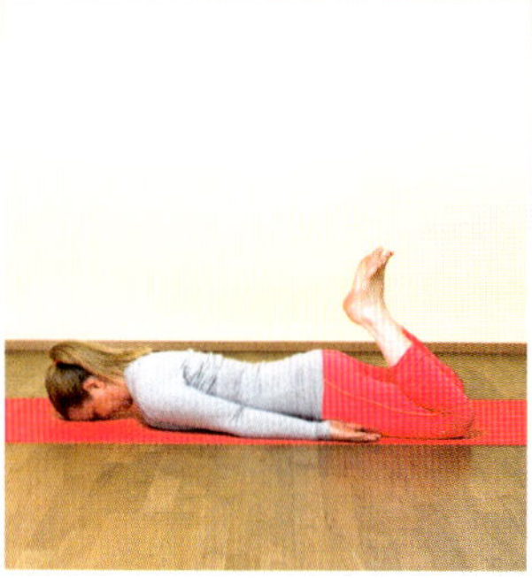

S. 69

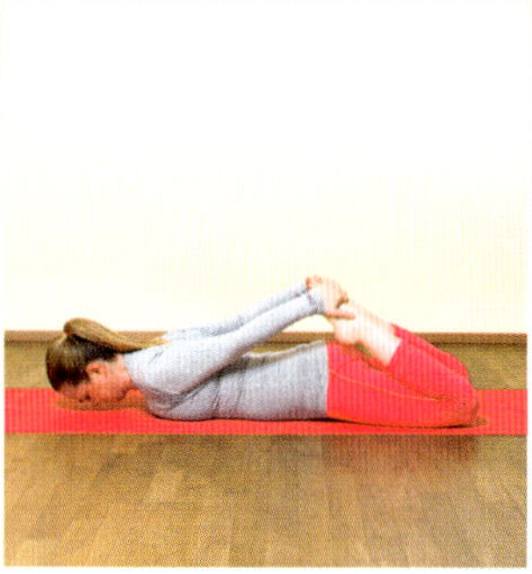

S. 69

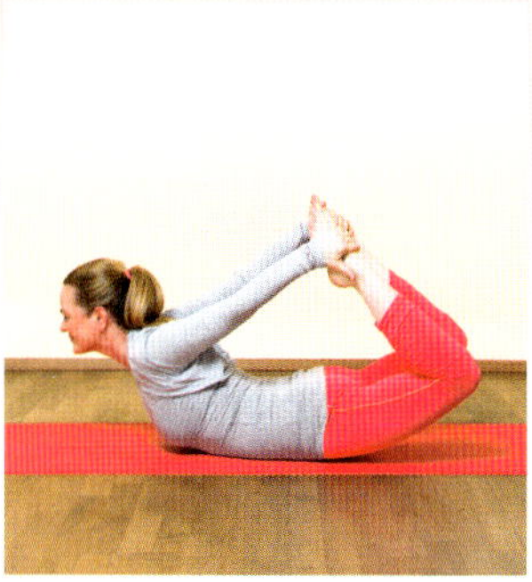

Programm 7: »All-in-one« – Standard

Spezial-Krieger

S. 72

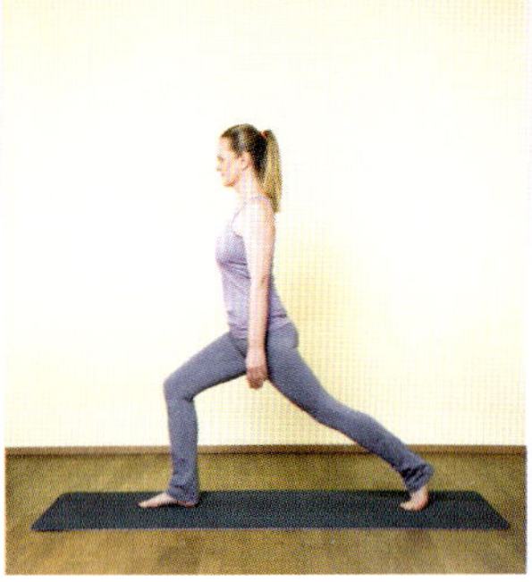

S. 72

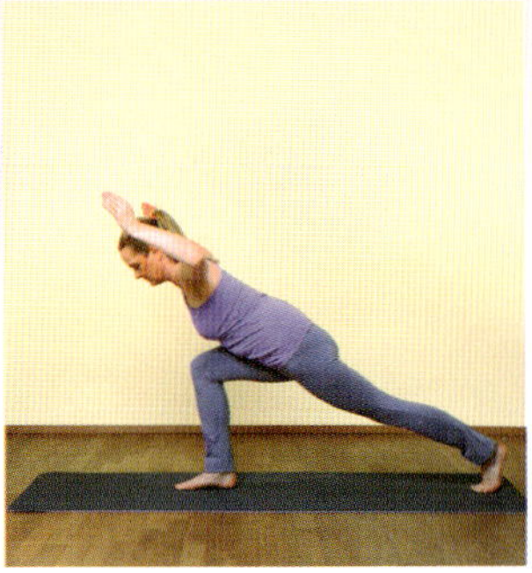

S. 73

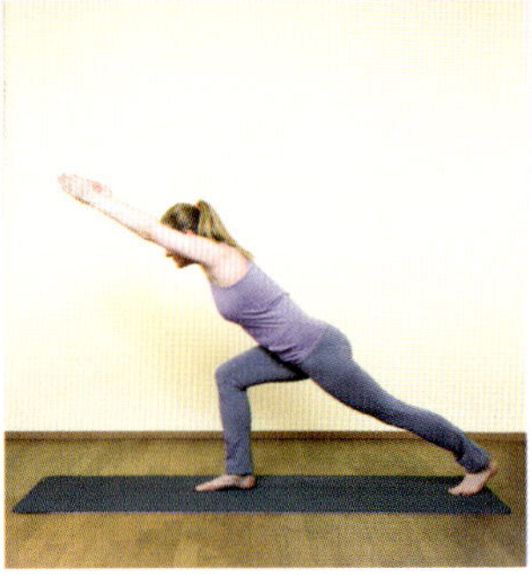

Bewegter Hund

S. 74

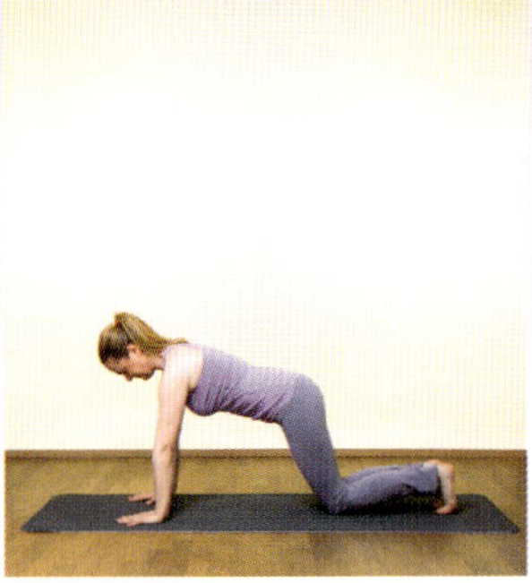

S. 74

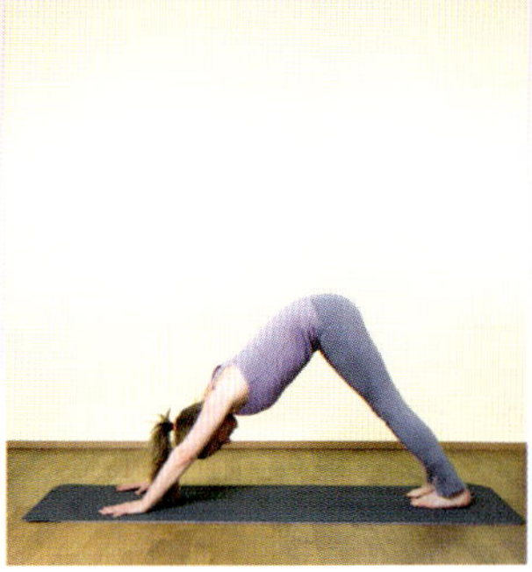

S. 75

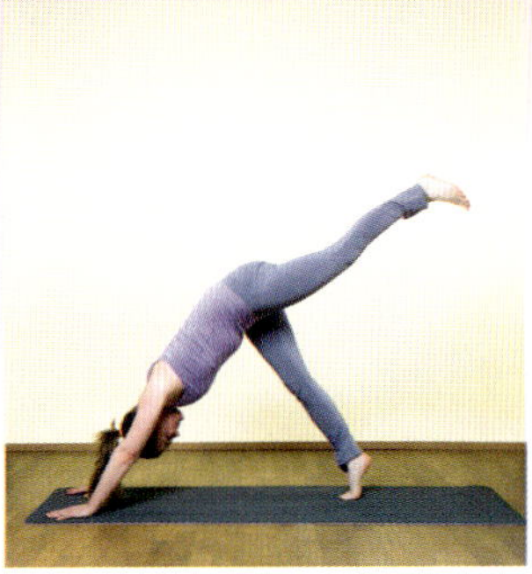

S. 75

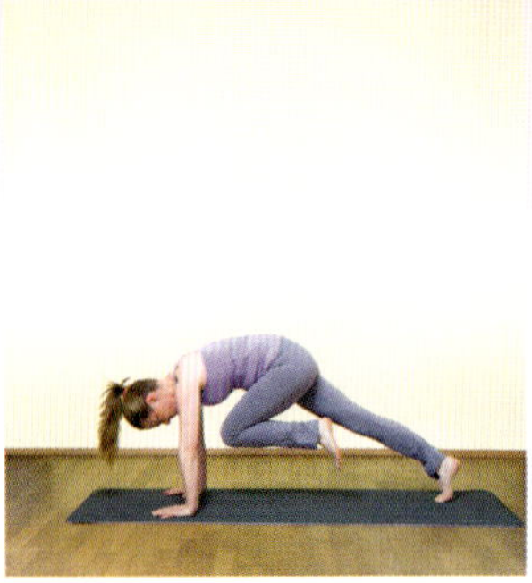

S. 75

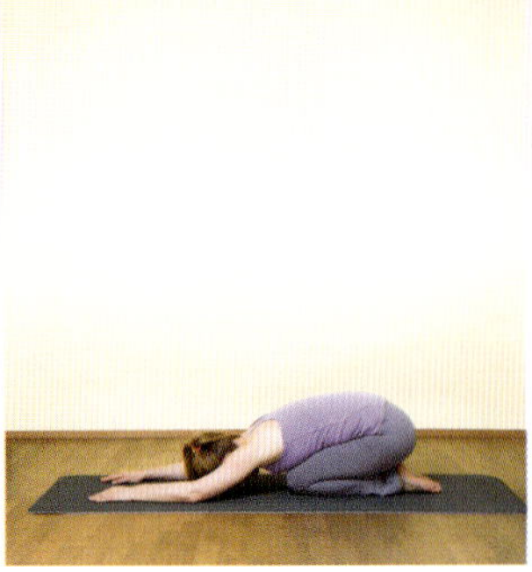

Bewegtes Brett

S. 76

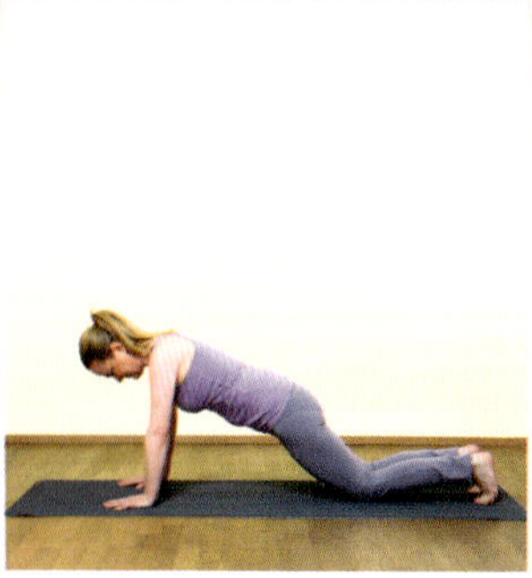

S. 76

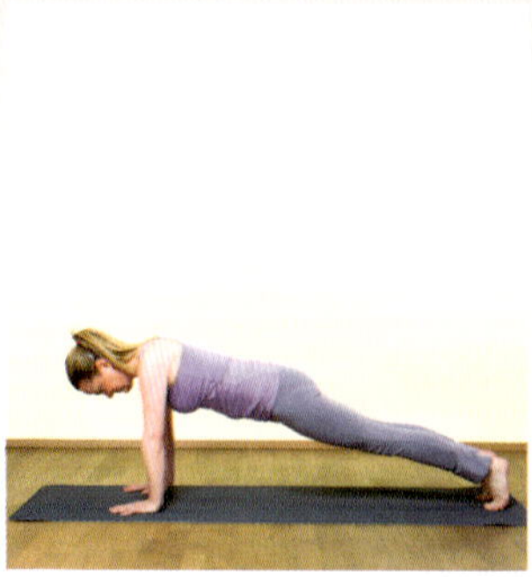

S. 76

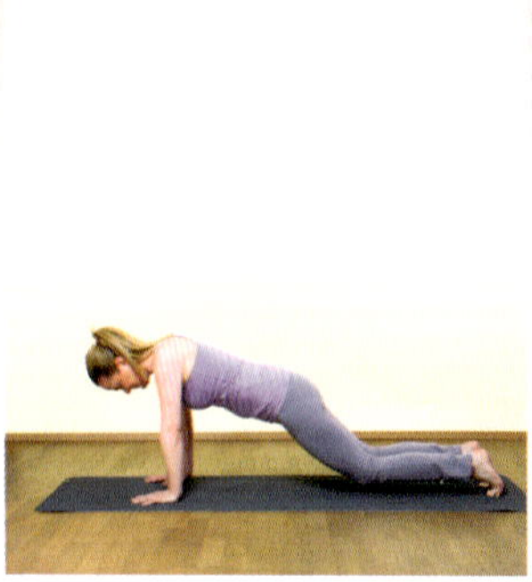

Frosch

S. 77

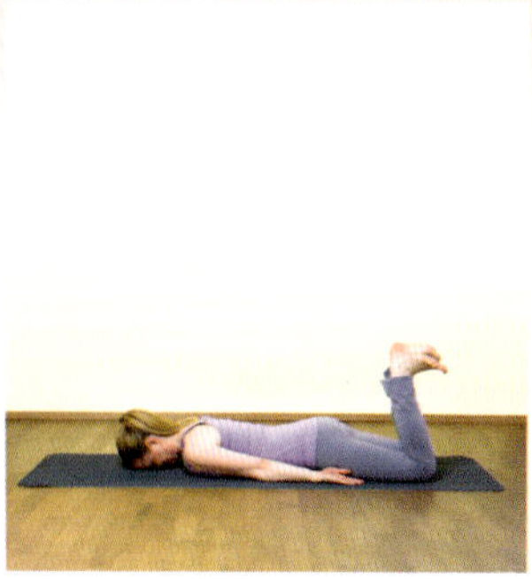

S. 77

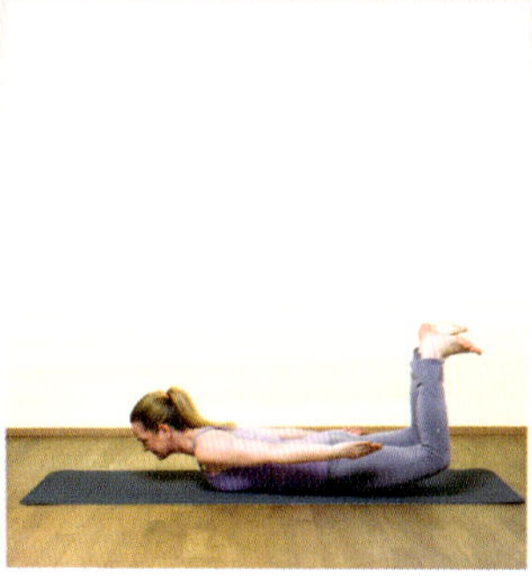

S. 77

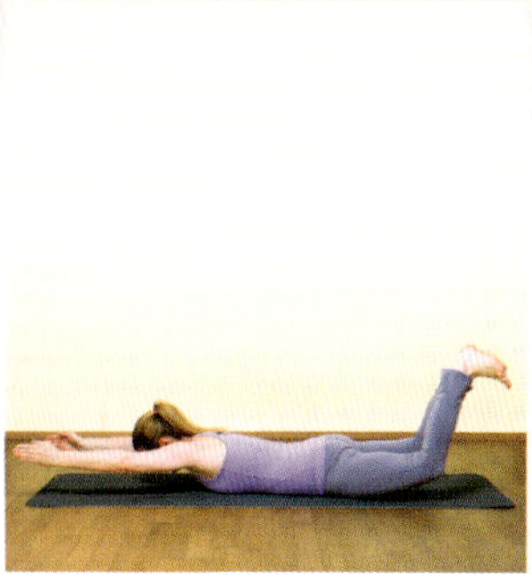

Programm 8: »All-in-one«-Challenge

Dynamischer Squat

S. 78

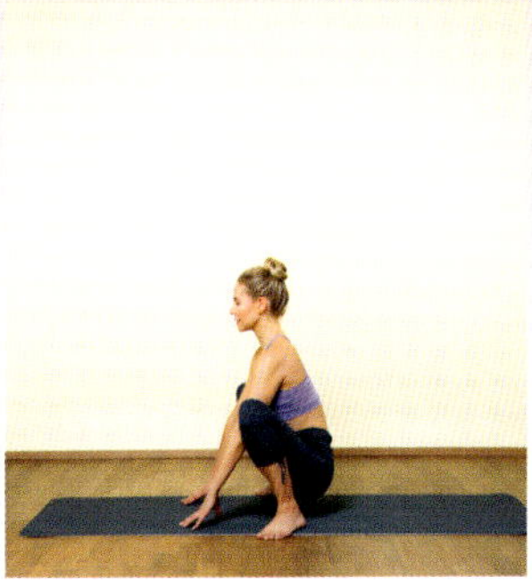

S. 78

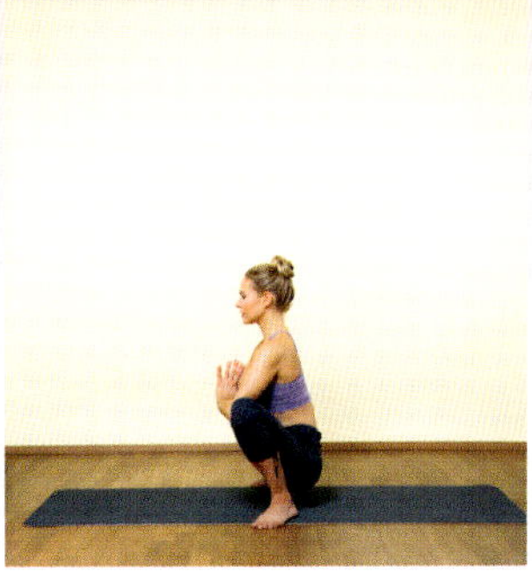

S. 79

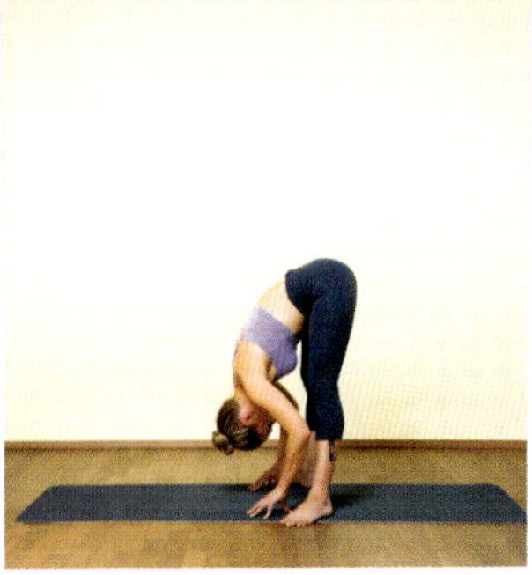

S. 79

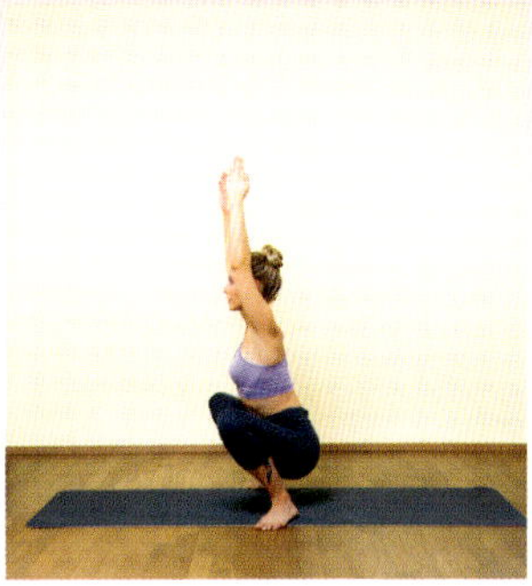

Blitz

S. 80

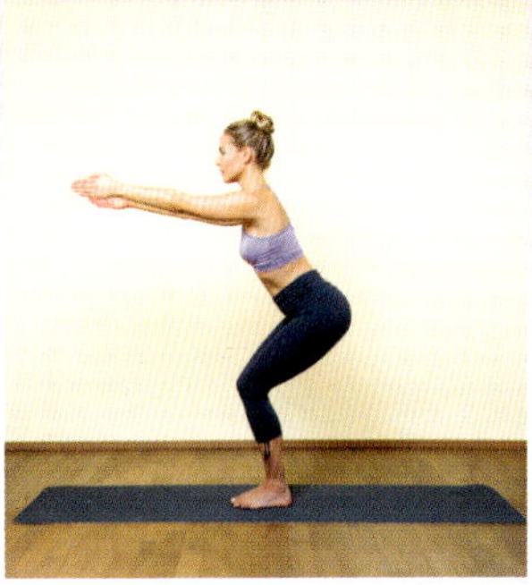

S. 80

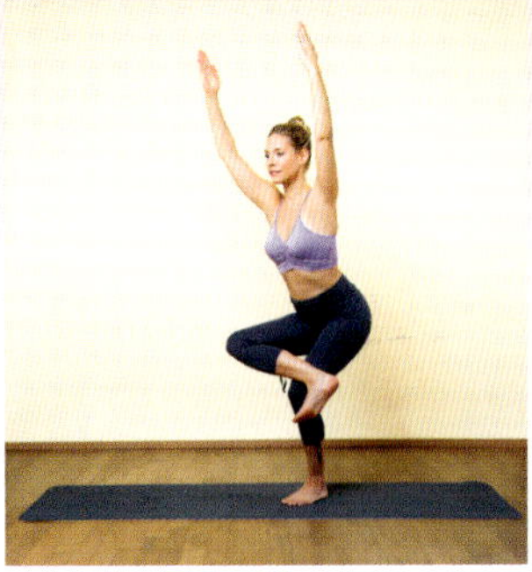

S. 80

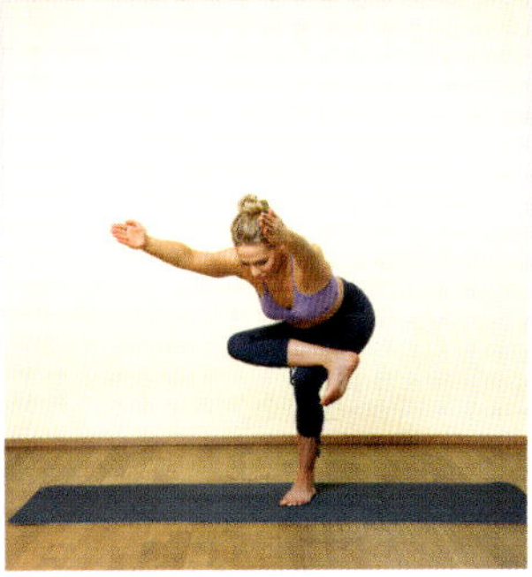

Boot fahren

S. 81

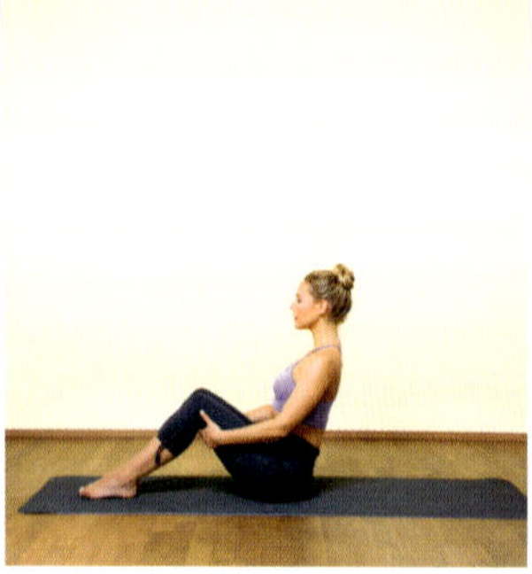

S. 81

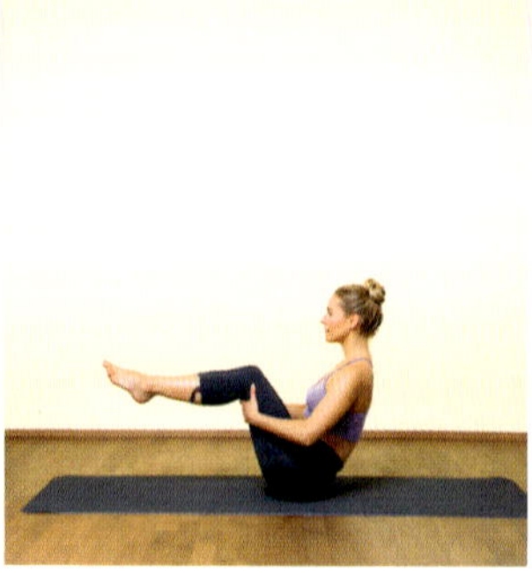

S. 81

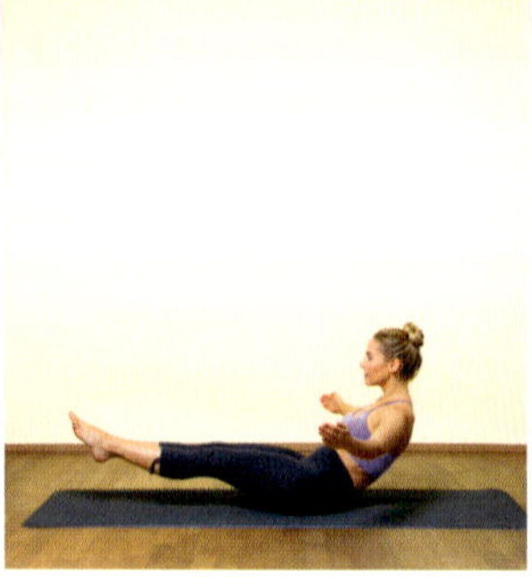

Seitliches Brett

S. 82

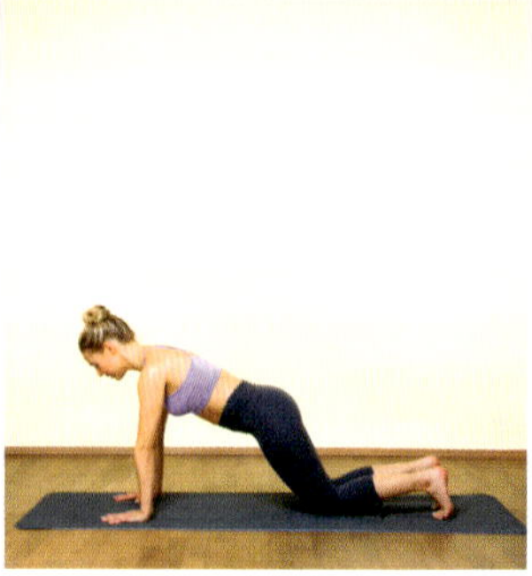

S. 82

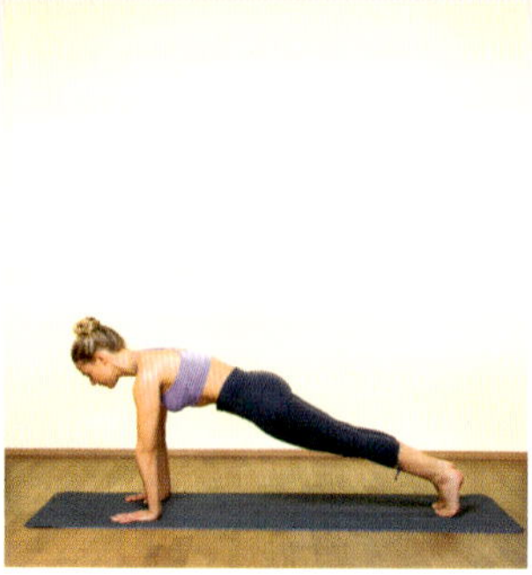

S. 82

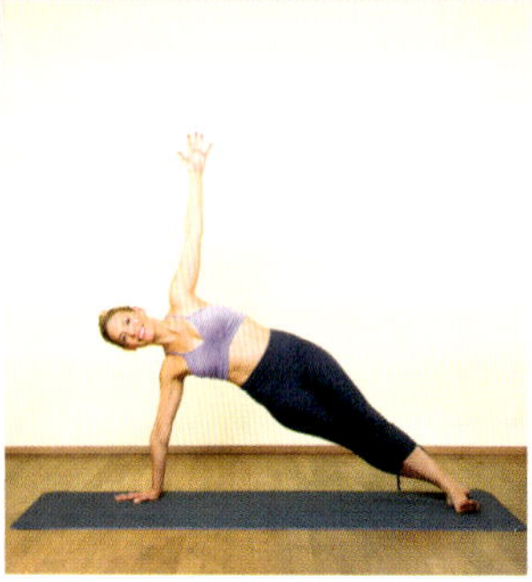

Schwimmender Delfin

S. 83

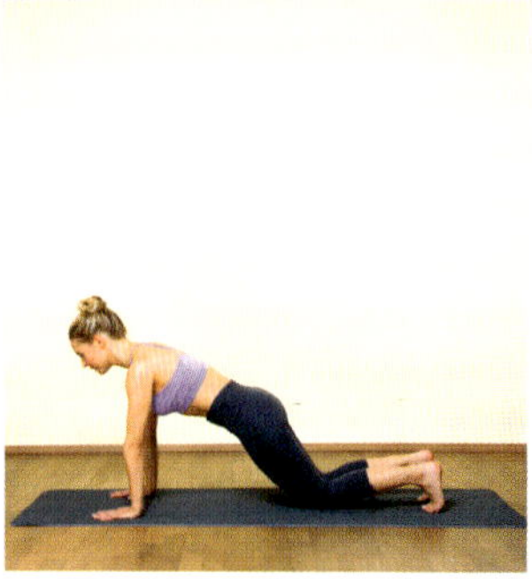

S. 83

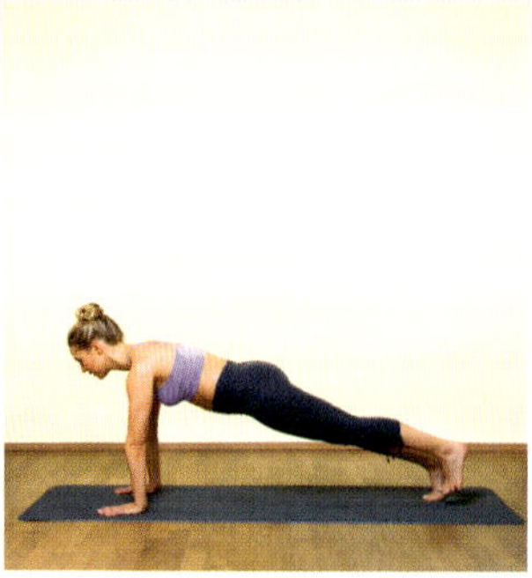

S. 83

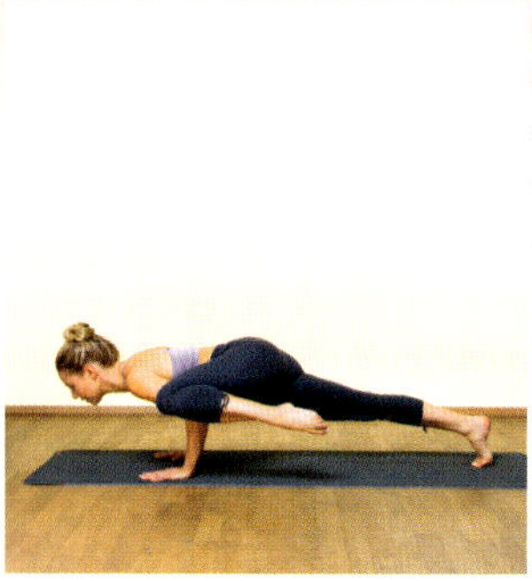

Register

Über die Autorin

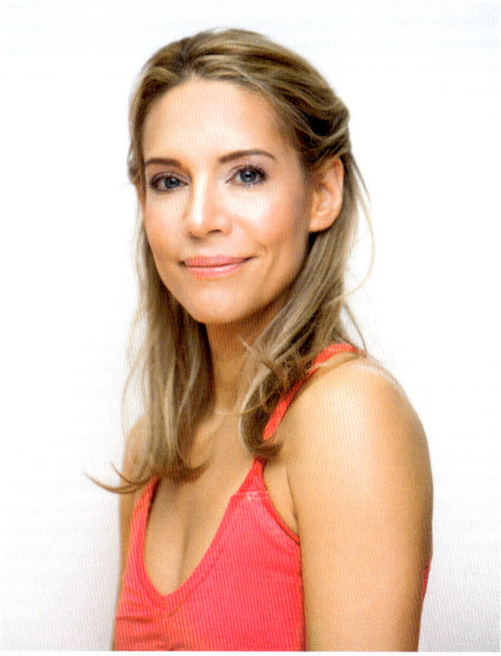

Kathrin Thierfelder ist Yoga-, Pilates- und Gesundheits-Coach aus Leidenschaft.
Bereits neben ihrem Studium der Musikwissenschaft und Psychologie an der LMU München begann sie zu unterrichten und absolvierte zahlreiche Aus- und Fortbildungen. Heute ist sie zertifizierte Pilates-, Fitness- und Personal-Trainerin sowie Advanced Yogalehrerin.
Regelmäßig besucht sie Workshops und Koryphäen im In- und Ausland, um ihr Wissen up to date zu halten und sich über neue Trends und Methoden in Sachen Bewegung, Gesundheit und Ernährung zu informieren.
2010 machte sie sich mit »Pilates, Yoga & Workout vor Ort« in München selbstständig und unterrichtet in vielen bekannten Firmen, diversen Studios und betreut Privatkunden. Außerdem ist sie Ausbilderin für Yoga und steht als Model für Videos, Bücher und den YouTube-Kanal »Happy and fit« vor der Kamera.

Weitere Informationen finden Sie auf ihrer Webseite: www.kathrinthierfelder.de.

Adressen und Informationen

Informationen zum After-Work-Yoga, Personaltraining und zur Yogalehrer-Ausbildung mit Kathrin Thierfelder: www.kathrinthierfelder.de

Yogastudios in Deutschland und Österreich *(Empfehlung der Autorin)*:

Berlin: Spirit Yoga, www.spirityoga.de

Frankfurt: Inside Yoga, www.insideyoga.de

Innsbruck: Alpine Yoga, www.alpine-yoga.at

München: Amienas Werkstatt, www.amienaswerkstatt.de

Impressum

Verantwortlich: Marianne Rösler

Redaktion: Anette Späth

Layout: graphitecture book & edition

Repro: Repro Ludwig

Herstellung: Anna Katavic

Make-Up: www.dollys-world-of-make-up.com

Models: Kathrin Thierfelder, Uschi Conforti

Ausstattung der Models: Kamah Yoga

Printed in Italy by Printer Trento

★ ★ ★ ★ ★

Sind Sie mit diesem Titel zufrieden?
Dann würden wir uns über Ihre Weiterempfehlung freuen.
Erzählen Sie es im Freundeskreis, berichten Sie Ihrem Buchhändler, oder bewerten Sie bei Onlinekauf. Und wenn Sie Kritik, Korrekturen, Aktualisierungen haben, freuen wir uns über Ihre Nachricht an Bruckmann Verlag, Postfach 40 02 09, D-80702 München oder per E-Mail an lektorat@verlagshaus.de.

Unser komplettes Programm finden Sie unter:

www.bruckmann.de

Alle Angaben dieses Werkes wurden von der Autorin sorgfältig recherchiert und auf den neuesten Stand gebracht sowie vom Verlag geprüft. Für die Richtigkeit der Angaben kann jedoch keine Haftung übernommen werden.

Bildnachweis: Alle Bilder auf dem Umschlag sowie im Innenteil stammen von Sylwia Makris, außer: Shutterstock S. 14 (fizkes), S. 24 (totallyPic.com).

Die Deutsche Nationalbibliothek verzeichnet diese Publikation in der Deutschen Nationalbibliografie; detaillierte bibliografische Daten sind im Internet über http://dnb.d-nb.de abrufbar.

ISBN 978-3-7343-0456-9